Dr.白澤の
100歳までボケない

大人の音読
1日10分
音読・なぞり書き・
漢字チャレンジ

ひらめき脳ドリル

白澤抗加齢医学研究所 所長
白澤卓二［監修］

メイツ出版

はじめに

認知症（ボケ）罹患者が予想を超えるスピードで増えています。２００２年には１４９万人だった認知症患者数は、２０１２年には３００万人を超え、65歳以上人口の実に10人に１人が認知症という計算です。認知症を防止するために大切なことは、食生活、生活習慣の改善、適度な運動、そして、何より大事なのは脳を使うことです。

本書は、脳を働かせるための音読や漢字の書き取りなどのドリル集です。１日に10分程度でできる簡単なものですから、毎日一つずつでも取り組んでみましょう。

また、日常生活の中でできる、ボケ予防のためのちょっとしたヒントも紹介しています。これらの中のどれか一つでも実践してみましょう。何もしないより、必ず効果があります。

認知症とは何か？

ドリルに入る前に、少し認知症について学んでおきましょう。

認知症とは、物事を記憶する、判断する、人とコミュニケーションをとるといった脳の働きが著しく低下し、日常生活に支障をきたす状態のこと。

脳の疾患や外傷など、さまざまな原因で脳細胞が死んでしまったり、働きが悪くなって発症します。

主な症状は、もの忘れやうつ状態、妄想、幻覚、徘徊、暴力、暴言などがあります。

ただし、加齢によるただのもの忘れと、認知症によるもの忘れは異なります。たとえば、今朝、朝食に何を食べたかを思い出せないのは加齢によるもの忘れ。朝食を食べたこと自体を忘れて何度も催促するのが認知症の症状です。（表１参照）

［表１］認知症と加齢による「もの忘れ」の違い

加齢によるもの忘れ	認知症
行為や出来事の一部を忘れる	行為や出来事そのものを忘れる
ヒントを出すと思い出せる	ヒントを出しても全く思い出せない
忘れやすくなったと自覚がある	忘れたことに気付かない
忘れたことを「忘れていた」と認められる	つくり話でつじつまを合わせようとする
時間や場所がわかる	時間や場所がわからなくなる
日常生活に支障をきたすほどではない	日常生活に支障がある
悪化のスピードが緩やか	悪化のスピードが速い

※本書は2013年発行の『Dr. 白澤の100歳までボケない　大人の音読　脳ドリル　1日10分の名作音読＆漢字・なぞり書き』を元に加筆・修正を行っています。

三大認知症

認知症にはいくつかの種類があります（グラフ1参照）。

もっとも患者数が多いのが、「アルツハイマー病」です。これは、脳の神経細胞で作られる「アミロイド前駆体蛋白質」が切断され、その断片の一部が「アミロイドβタンパク質」になり、脳内に蓄積して老人斑（シミ）がつくられます。この老人斑が、神経細胞を死滅させるために発病すると考えられています。アミロイドβタンパク質を付着しにくくするには、「運動」が効果的だといわれています。

［グラフ1］認知症のタイプ

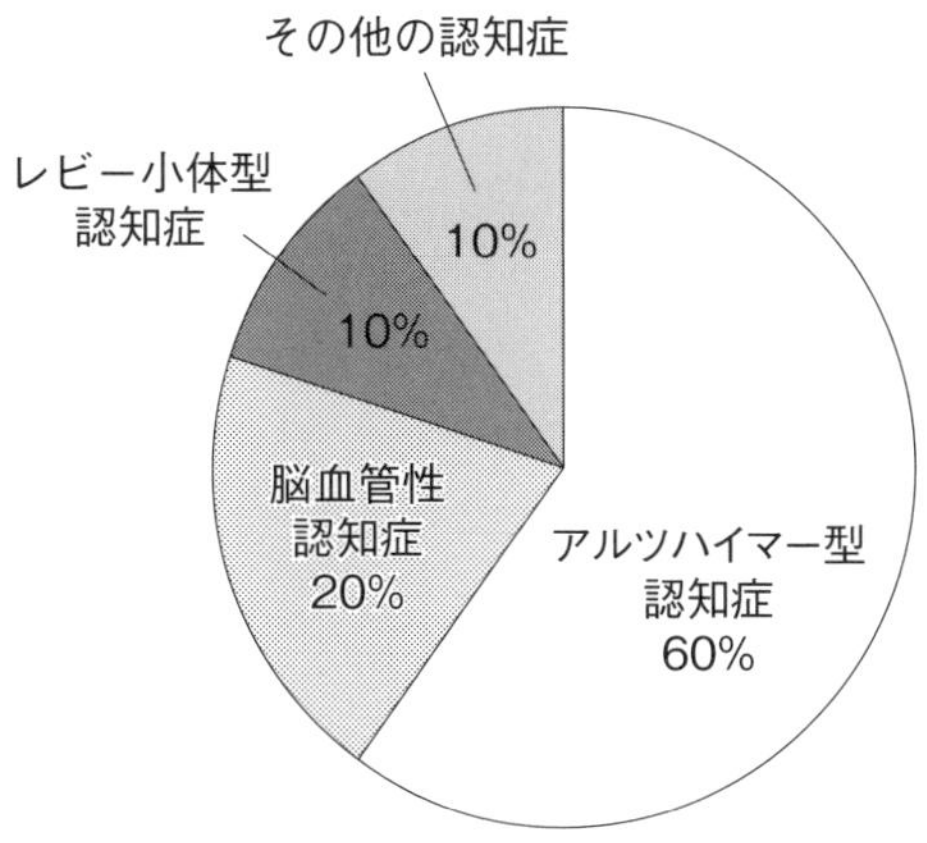

脳梗塞、脳出血、脳動脈硬化などで神経細胞に栄養や酸素がいきわたらなくなって、神経細胞が死んだり、神経のネットワークが壊れてしまうことによっておこるのが「血管性認知症」です。予防には、高血圧、高コレステロール、肥満を防ぎ、動脈硬化を防ぐことが大事です。

大脳皮質の多数の神経細胞内に、レビー小体という特別な変化が現れることによっておこるのが「レビー小体認知症」です。初期症状として抑うつ状態が見られ、幻視や妄想、暴力などの症状が特徴的です。また、手足が震えて手先が不器用になるといったパーキンソン病を併発することも多いことがわかっています。

認知症は実は40代から進行している

認知症の最大の原因は加齢ですから、高齢化が進行中の日本で、認知症患者が増えるのは当然の理です。

認知症の症状が顕著に出るのは70歳を超えるころからです。ところが、脳の変化は、40代後半からすでに始まっていて、それが蓄積されて少しずつ進行している状態です（グラフ2参照）。

ですから、徘徊や奇行などをきっかけに、ご家族の方が外来を訪れるころには既に手遅れなのです。

しかも、いろいろ研究されてはいますが、いまだに認知症の治療法は確立していません。病状の進行を遅らせる薬はあっても、完全に治す薬がないのが現状です。仮に新薬が開発されても、実験や治療を繰り返し、認可薬となるまでには10～20年もかかるでしょう。

今のところ、認知症はなったら最後、治ることのない病気です。だからこそ予防が大事なのです。

［表２］日常生活で見られる認知症の症状

● もの忘れがひどい		
	1	今切ったばかりなのに、電話の相手の名前を忘れる
	2	同じことを何度も言う・問う・する
	3	しまい忘れ置き忘れが増え、いつも探し物をしている
	4	財布・通帳・衣類などを盗まれたと人を疑う
● 判断・理解力が衰える		
	5	料理・片付け・計算・運転などのミスが多くなった
	6	新しいことが覚えられない
	7	話のつじつまが合わない
	8	テレビ番組の内容が理解できなくなった
● 時間・場所がわからない		
	9	約束の日時や場所を間違えるようになった
	10	慣れた道でも迷うことがある
● 人柄が変わる		
	11	些細なことで怒りっぽくなった
	12	周りへの気づかいがなくなり頑固になった
	13	自分の失敗を人のせいにする
	14	「このごろ様子がおかしい」と周囲から言われた
● 不安感が強い		
	15	ひとりになると怖がったり寂しがったりする
	16	外出時、持ち物を何度も確かめる
	17	「頭が変になった」と本人が訴える
● 意欲がなくなる		
	18	下着を替えず、身だしなみをかまわなくなった
	19	趣味や好きなテレビ番組に興味を示さなくなった
	20	ふさぎ込んで何をするのも億劫がりいやがる

出典／公益社団法人認知症の人と家族の会作成

［グラフ２］男性の認知機能検査

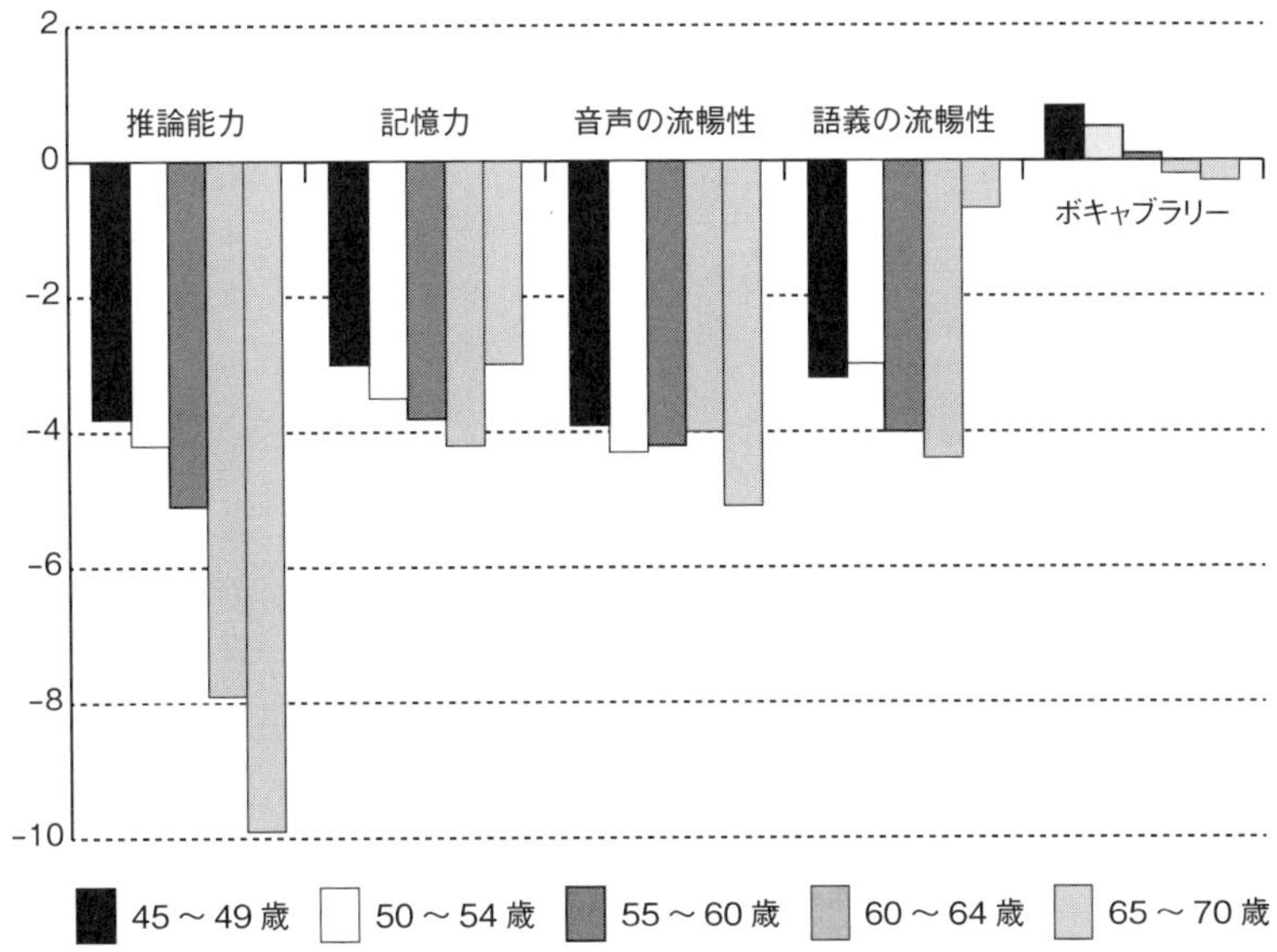

認知機能の低下は45～49歳から始まっています。

認知症を防ぐことはできる？

認知症の中でももっとも患者数の多いアルツハイマー病の発生要因の中には、予防可能な７つの因子があることがわかっています。影響の大きい順に、①低教育水準、②喫煙、③低身体活動（運動不足）、④うつ、⑤中年期の肥満、⑥中年期の高血圧、⑦糖尿病。これらは、世界に約４６８０万人いると言われるアルツハイマー病患者の50％の発生に関与していると考えられています。これらの要因を避けることにより、アルツハイマー病はある程度防ぐことができます。

教育水準については、知的好奇心を刺激する趣味を持つ人は、そうでない人に比べて、50％も発症率が低いとされています。ようは、日頃から脳を働かせて、たばこは吸わず、肥満や高血圧、糖尿病にならないよう適度な運動をし、バランスのよい食事をし、明るく、健康的な生活を送ることが、認知症の予防につながるのです。

その他とくに気をつけてほしいのが「骨」。骨粗しょう症や骨折によって寝たきりになると、生活の質が下がるだけでなく、認知症を発症するリスクが高まります。ぼけのきっかけの半分以上が「骨」にあると言われているくらいです。

予防は早いにこしたことはない

これまで述べてきたように、今のところ認知症を治す方法はありません。だからこそ予防が大事です。食事や運動など、生活習慣を見直すこと、そして、積極的に頭を使って、脳を活性化しておくことが大事です。

40代後半から認知症の原因が作られているわけですから、できるだけ早くから予防を始めることにこしたことはありません。ですが、遅く始めたからといって効果がないわけではありません。何歳からでも取り組めばそれだけの効果があります。

本書の使い方

【音読】

新聞や本、雑誌などを声に出して読むことで、脳は活性化されます。文字を読んでいるとき、脳は、まず列になって並んでいる文字を認識し、その字がどんな読み方をするのかという文字知識、どんな発音をするのかという音声知識、そしてどんな意味があるのかという意味知識などを総動員しています。また、声を出すためには、発語という運動機能がかかわります。自分の声を聞くので、聴神経も働きます。これらの活動をしているとき、脳の中の、頭頂部の連合野、側頭部の連合野、大脳左半球の頭頂部連合野、前頭前野の下前頭回など、さまざまな領域が活動しています。

つまり、脳全体がフル稼働しているのです。実際に、認知症の患者さんが音読を続けたことで脳の機能低下を防げたという報告もあります。

【漢字】

手を動かして文字を書くという動作も、脳を活性化させる効果があります。漢字を書いているとき、前頭前野を含む左右の脳が活発に動いています。思い出せない漢字を思い出そうとしたり、どうしてもわからなければ人に聞いたり辞書で調べたりということも脳にとっては刺激になります。

【なぞりがき】

本書には、音読した名著の中の一節をなぞり書きするドリルもあります。

ミネソタ大学のスノードン博士らの研究によると、若い頃から単純な文章しか書かなかった人と、複雑な文章を書いていた人とを比べると、後者のほうがアルツハイマー病の発症率が低く、単純な文章を書いていた人は80％の発症率だったのに対し、複雑な文章を書いていた人は、10％しか発症しなかったという結果が出ています。

本当は、自分で日記や短いエッセイを書くことを習慣にしてほしいのですが、いきなり何を書いたらいいかわからないという人は、すぐれた文章を書き写すことから始めてもいいでしょう。

1 音読をしましょう

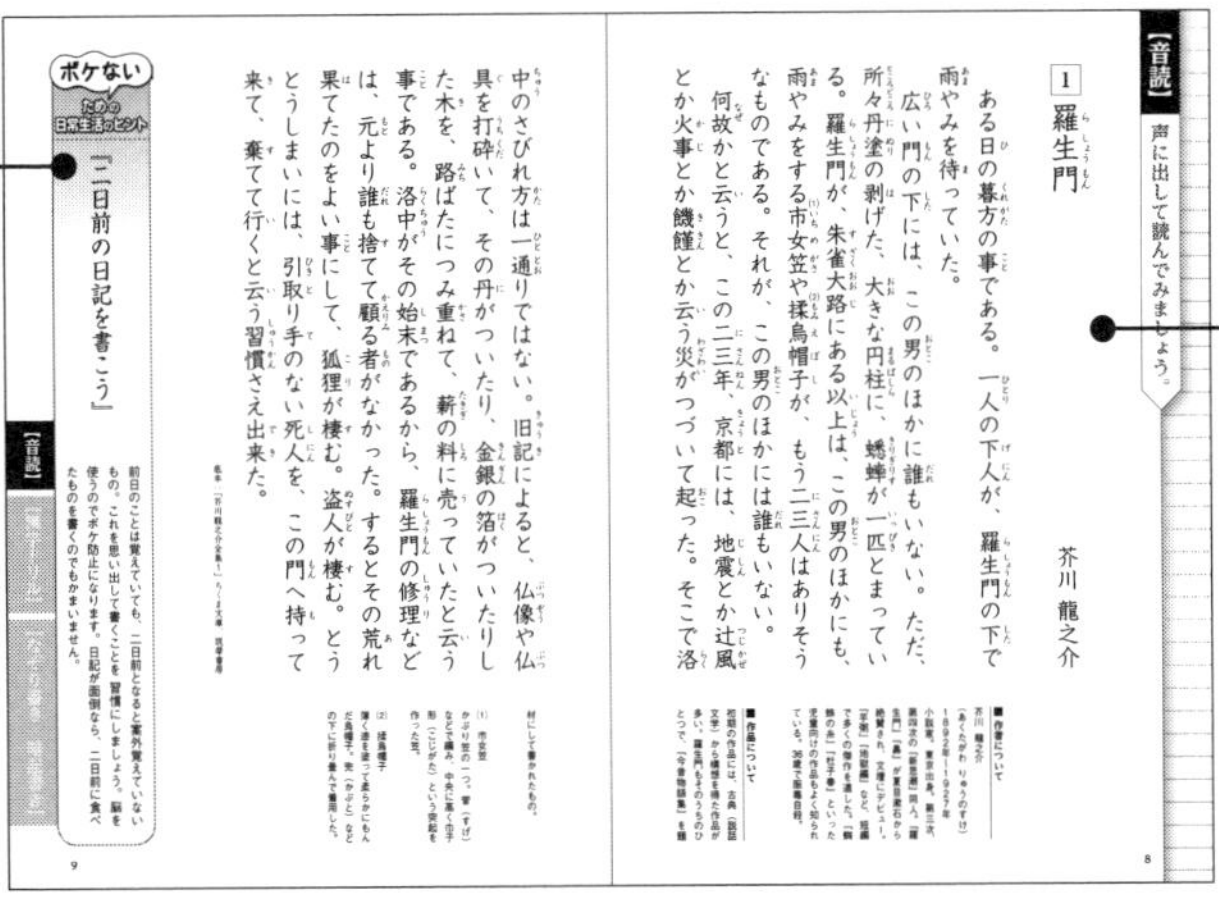

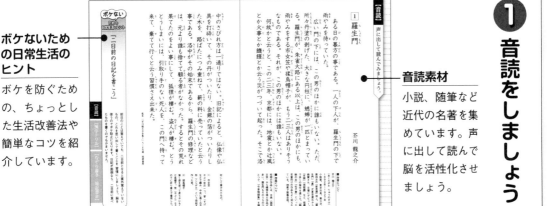

ボケないための日常生活のヒント

ボケを防ぐための、ちょっとした生活改善法や簡単なコツを紹介しています。

音読素材

小説、随筆など近代の名著を集めています。声に出して読んで脳を活性化させましょう。

2 漢字を書きましょう

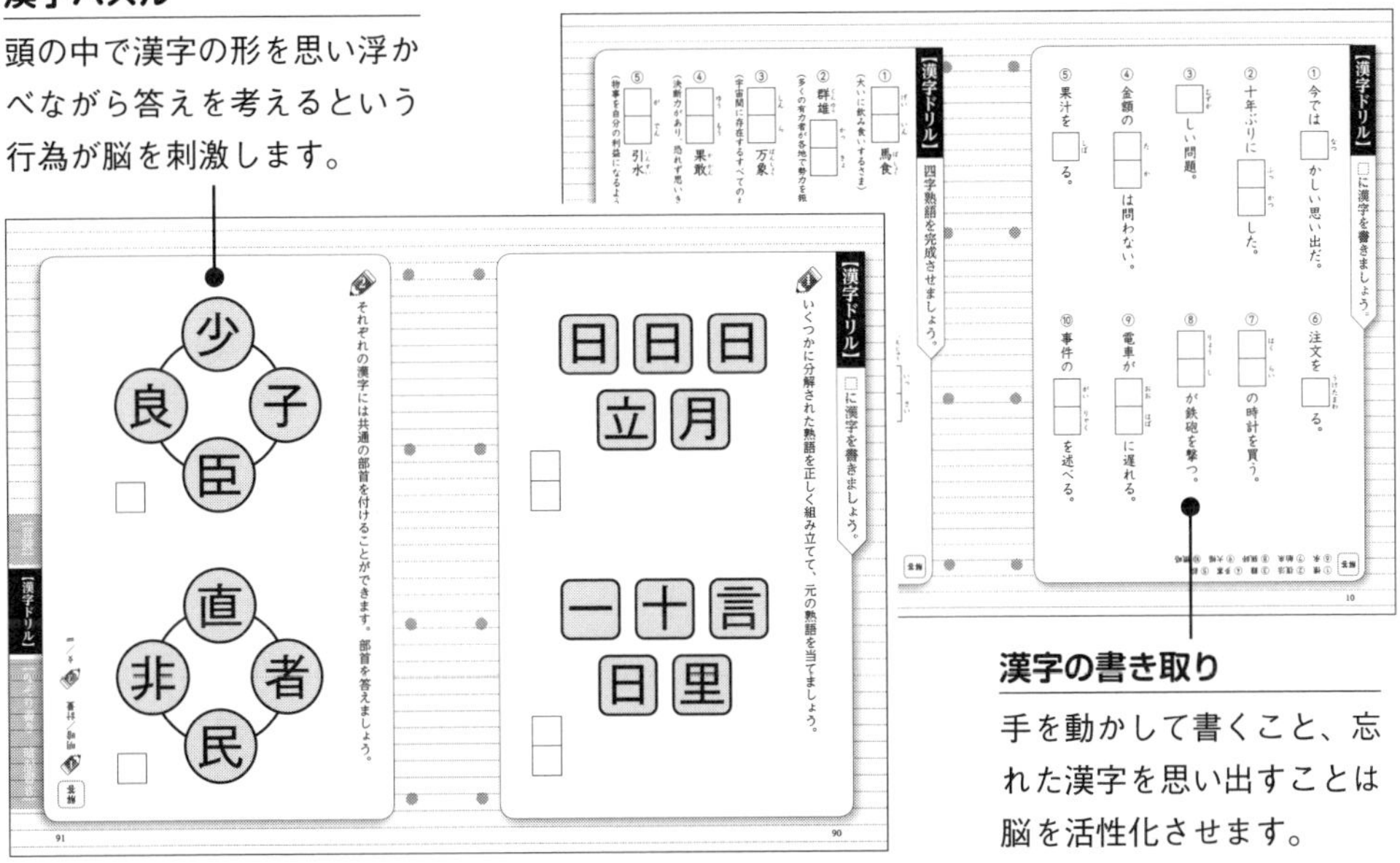

漢字パズル

頭の中で漢字の形を思い浮かべながら答えを考えるという行為が脳を刺激します。

漢字の書き取り

手を動かして書くこと、忘れた漢字を思い出すことは脳を活性化させます。

3 なぞって書きましょう

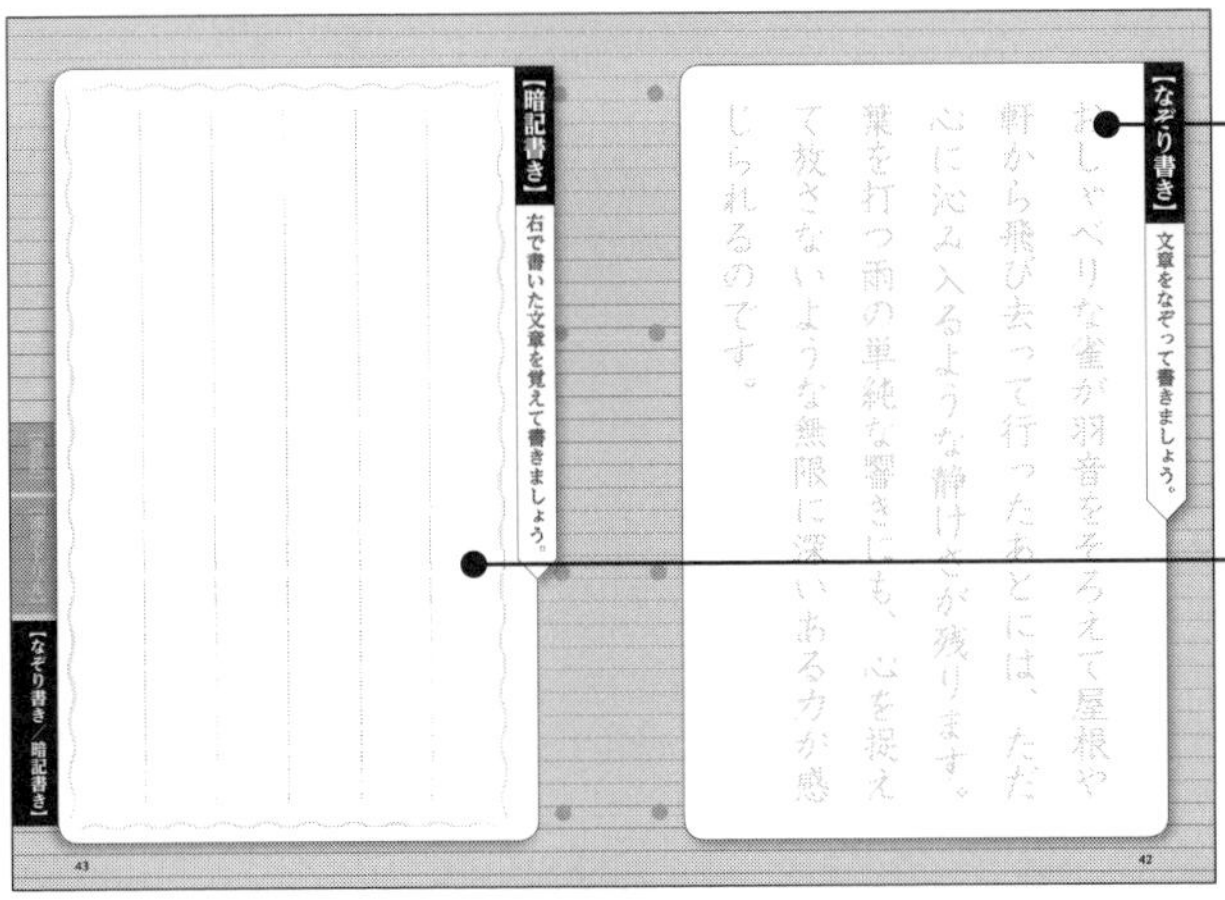

なぞり書き

なるべくていねいになぞって書きましょう。お手本に合わせてなぞるという行為は脳を刺激します。

暗記書き

なぞって書いた文をできるだけ暗記して書きましょう。思い出すという行為が脳を活性化させます。

1 羅生門《らしょうもん》

芥川 龍之介

ある日《ひ》の暮方《くれがた》の事《こと》である。一人《ひとり》の下人《げにん》が、羅生門《らしょうもん》の下《した》で雨《あま》やみを待《ま》っていた。

広《ひろ》い門《もん》の下《した》には、この男《おとこ》のほかに誰《だれ》もいない。ただ、所々《ところどころ》丹塗《にぬり》の剥《は》げた、大《おお》きな円柱《まるばしら》に、蟋蟀《きりぎりす》が一匹《いっぴき》とまっている。羅生門《らしょうもん》が、朱雀大路《すざくおおじ》にある以上《いじょう》は、この男《おとこ》のほかにも、雨《あま》やみをする市女笠《(1)いちめがさ》や揉烏帽子《(2)もみえぼし》が、もう二三人《にさんにん》はありそうなものである。それが、この男《おとこ》のほかには誰《だれ》もいない。

何故《なぜ》かと云《い》うと、この二三年《にさんねん》、京都《きょうと》には、地震《じしん》とか辻風《つじかぜ》とか火事《かじ》とか饑饉《ききん》とか云《い》う災《わざわい》がつづいて起《おこ》った。そこで洛《らく》

■作者について

芥川 龍之介
(あくたがわ りゅうのすけ)
1892年~1927年
小説家。東京出身。第三次、第四次の『新思潮』同人。『羅生門』『鼻』が夏目漱石から絶賛され、文壇にデビュー。『芋粥』『地獄編』など、短編で多くの傑作を遺した。『蜘蛛の糸』『杜子春』といった児童向けの作品もよく知られている。36歳で服毒自殺。

■作品について

初期の作品には、古典(説話文学)から構想を得た作品が多い。羅生門もそのうちのひとつで、『今昔物語集』を題

中《ちゅう》のさびれ方《かた》は一通《ひととお》りではない。旧記《きゅうき》によると、仏像《ぶつぞう》や仏《ぶつ》具《ぐ》を打砕《うちくだ》いて、その丹《に》がついたり、金銀《きんぎん》の箔《はく》がついたりした木《き》を、路《みち》ばたにつみ重《かさ》ねて、薪《たきぎ》の料《しろ》に売《う》っていたと云《い》う事《こと》である。洛中《らくちゅう》がその始末《しまつ》であるから、羅生門《らしょうもん》の修理《しゅうり》などは、元《もと》より誰《だれ》も捨《す》てて顧《かえりみ》る者《もの》がなかった。するとその荒《あ》れ果《は》てたのをよい事《こと》にして、狐狸《こり》が棲《す》む。盗人《ぬすびと》が棲《す》む。とうとうしまいには、引取《ひきと》り手《て》のない死人《しにん》を、この門《もん》へ持《も》って来《き》て、棄《す》てて行《い》くと云《い》う習慣《しゅうかん》さえ出来《でき》た。

底本：「芥川龍之介全集1」ちくま文庫、筑摩書房

材にして書かれたもの。

(1) 市女笠
かぶり笠の一つ。菅（すげ）などで編み、中央に高く巾子形（こじがた）という突起を作った笠。

(2) 揉烏帽子
薄く漆を塗って柔らかにもんだ烏帽子。兜（かぶと）などの下に折り畳んで着用した。

ボケないための日常生活のヒント

『二日前の日記を書こう』

前日のことは覚えていても、二日前となると案外覚えていないもの。これを思い出して書くことを 習慣にしましょう。脳を使うのでボケ防止になります。日記が面倒なら、二日前に食べたものを書くのでもかまいません。

【漢字ドリル】

□に漢字を書きましょう。

① 今では□《なつ》かしい思い出だ。

② 十年ぶりに□《ふっ》□《かつ》した。

③ □《むずか》しい問題。

④ 金額の□《た》□《か》は問わない。

⑤ 果汁を□《しぼ》る。

⑥ 注文を□《うけたまわ》る。

⑦ □《はく》□《らい》の時計を買う。

⑧ □《りょう》□《し》が鉄砲を撃つ。

⑨ 電車が□《おお》□《はば》に遅れる。

⑩ 事件の□《がい》□《りゃく》を述べる。

解答
① 懐 ② 復活 ③ 難 ④ 多寡 ⑤ 絞
⑥ 承 ⑦ 舶来 ⑧ 猟師 ⑨ 大幅 ⑩ 概略

【漢字ドリル】

四字熟語を完成させましょう。

①
□《げい》□《いん》馬《ば》食《しょく》
（大いに飲み食いするさま）

②
群《ぐん》雄《ゆう》□《かっ》□《きょ》
（多くの有力者が各地で勢力を振るい、対立し合うこと）

③
□《しん》□《ら》万《ばん》象《しょう》
（宇宙間に存在するすべてのもの）

④
□《ゆう》□《もう》果《か》敢《かん》
（決断力があり、恐れず思いきって行動するさま）

⑤
□《が》□《でん》引《いん》水《すい》
（物事を自分の利益になるように仕向けること）

⑥
一《いち》汁《じゅう》□《いっ》□《さい》
（粗末で質素な食事）

⑦
無《む》病《びょう》□《そく》□《さい》
（病気をしないで健康であること）

⑧
竜《りゅう》頭《とう》□《だ》□《び》
（最初の勢いは素晴らしいが、それが最後まで続かないこと）

⑨
□《しゅん》□《しょう》一《いっ》刻《こく》
（春の夜の趣深さは、何事にも換えがたいということ）

⑩
□《てん》□《がい》孤《こ》独《どく》
（身寄りがなく、ひとりぼっちなさま）

解答
①鯨飲 ②割拠 ③森羅 ④勇猛 ⑤我田 ⑥一菜 ⑦息災 ⑧蛇尾 ⑨春宵 ⑩天涯

2 生《う》まれいずる悩《なや》み

有島 武郎

私《わたし》は自分《じぶん》の仕事《しごと》を神聖《しんせい》なものにしようとしていた。ねじ曲《ま》がろうとする自分《じぶん》の心《こころ》をひっぱたいて、できるだけ伸《の》び伸《の》びしたまっすぐな明《あか》るい世界《せかい》に出《で》て、そこに自分《じぶん》の芸術《げいじゅつ》の宮殿《きゅうでん》を築《きず》き上《あ》げようともがいていた。それは私《わたし》にとってどれほど喜《よろこ》ばしい事《こと》だったろう。と同時《どうじ》にどれほど苦《くる》しい事《こと》だったろう。私《わたし》の心《こころ》の奥底《おくそこ》には確《たし》かに――すべての人《ひと》の心《こころ》の奥底《おくそこ》にあるのと同様《どうよう》な――火《ひ》が燃《も》えてはいたけれども、その火《ひ》を燻《いぶ》らそうとする塵芥《ちりあくた》の堆積《たいせき》はまたひどいものだった。かきのけてもかきのけても容易《ようい》に火《ひ》の燃《も》え立《た》って

■**作者について**

有島 武郎
（ありしま たけお）
1878年～1923年
小説家。東京出身。札幌農学校卒業後アメリカへ留学し、帰国後、教鞭を執るかたわら、武者小路実篤・志賀直哉らと共に1910年創刊の雑誌『白樺』に同人として参加。1916年、妻と父をあいついで亡くしたことから教鞭を辞し、東京に移転。本格的に文学生活に入る。『或る女』『カインの末裔』『生れいずる悩み』などが代表作。波多野秋子と情死。

■**作品について**

画家を目指しながら、貧しさのために漁師となる道を選んだ若者の苦悩を描いた作品。

来《こ》ないような瞬間《しゅんかん》には私《わたし》はみじめだった。私《わたし》は、机《つくえ》の向《む》こうに開《ひら》かれた窓《まど》から、冬《ふゆ》が来《き》て雪《ゆき》にうずもれて行《い》く一面《いちめん》の畑《はたけ》を見渡《みわた》しながら、滞《とどこお》りがちな筆《ふで》をしかりつけしかりつけ運《はこ》ばそうとしていた。

寒《さむ》い。原稿紙《げんこうがみ》の手《て》ざわりは氷《こおり》のようだった。

陽《ひ》はずんずん暮《く》れて行《い》くのだった。灰色《はいいろ》からねずみ色《いろ》に、ねずみ色《いろ》から墨色《すみいろ》にぼかされた大《おお》きな紙《かみ》を目《め》の前《まえ》にかけて、上《うえ》から下《した》へと一気《いっき》に視線《しせん》を落《お》として行《い》く時《とき》に感《かん》ずるような速《はや》さで、昼《ひる》の光《ひかり》は夜《よる》の闇《やみ》に変《か》わって行《い》こうとしていた。

底本：「小さき者へ・生まれいずる悩み」岩波文庫、岩波書店

ボケないための日常生活のヒント

『一年先まで予定を組む』

一年先の予定を立てるとは、一年後の自分を想像するということ。旅先でくつろいでいる自分、社交ダンスをマスターして競技会で踊っている自分など、イメージを膨らませてみましょう。わくわくすることを思い浮かべると、心も明るくなります。

【なぞり書き】

文章をなぞって書きましょう。

私は自分の仕事を神聖なものにしようとしていた。ねじ曲がろうとする自分の心をひっぱたいて、できるだけ伸び伸びしたまっすぐな明るい世界に出て、そこに自分の芸術の宮殿を築き上げようともがいていた。

【暗記書き】

右で書いた文章を覚えて書きましょう。

3 母《ぼ》子《し》叙情《じょじょう》

岡本 かの子

かの女《じょ》は、一足《ひとあし》さきに玄関《げんかん》まえの庭《にわ》に出《で》て、主人逸作《しゅじんばんさく》の出《で》て来《く》るのを待《ま》ち受《う》けていた。

夕食《ゆうしょく》ごろから静《しず》まりかけていた春《はる》のならいの激《はげ》しい風《かぜ》は、もうぴったり納《おさ》まって、ところどころ屑《くず》や葉《は》を吹《ふ》き溜《た》めた箇所《かしょ》だけに、狼藉《ろうぜき》の痕《あと》を残《のこ》している。十坪程《じっつぼほど》の表庭《おもてにわ》の草木《くさき》は、硝子箱《ガラスばこ》の中《なか》の標本《ひょうほん》のように、くっきり茎目《くきめ》立《だ》って、一《ひと》きわ明《あか》るい日暮《ひぐ》れ前《まえ》の光線《こうせん》に、形《かたち》を截《き》り出《だ》されている。

「まるで真空《しんくう》のような夕方《ゆうがた》だ」

それは夜《よる》の九時《くじ》過《す》ぎまでも明《あか》るい欧州《おうしゅう》の夏《なつ》の夕暮《ゆうぐれ》に似《に》て

■ 作者について

岡本 かの子
(おかもと かのこ)
１８８９年〜１９３９年

小説家、歌人。東京出身。17歳の頃、与謝野晶子に師事し、『明星』や『スバル』に短歌を発表。21歳で、上野美術学校の画学生岡本一平と結婚。翌年岡本太郎を出産。しかし、実家の没落や夫婦間の対立に悩み、仏教の世界に入る。１９３６年、芥川龍之介をモデルにした『鶴は病みき』によって文壇に登場。その後、『母子叙情』『金魚撩乱』『老妓抄』などを発表。51歳で死去。

いると、かの女《じょ》はあたりを珍《めずら》しがりながら、見廻《みまわ》している。逸作《ばんさく》は、なかなか出《で》て来《こ》ない。外套《がいとう》を着《き》て、帽子《ぼうし》を冠《かぶ》ってから、あらためて厠《かわや》へ行《い》き直《なお》したり、忘《わす》れた持物《もちもの》を探《さが》しはじめたりするのが、彼《かれ》の癖《くせ》である。

洋行中《ようこうちゅう》でも変《かわ》りはなかった。また例《れい》のが始《はじ》まったと、彼《かの》女《じょ》は苦笑《くしょう》しながら、靴《くつ》の踵《かかと》の踏《ふ》み加減《かげん》を試《ため》すために、御影《みかげ》石《いし》の敷石《しきいし》の上《うえ》に踵《かかと》を立《た》てて、こちこち表門《おもてもん》の方《ほう》へ、五六歩《ごろっぽ》あゆみ寄《よ》った。

■作品について

1929年にヨーロッパに一家で外遊した際、絵の勉強のために息子、岡本太郎が一人パリに残ったことに着想を得て書かれた。

底本：「昭和文学全集5」小学館

ボケないための日常生活のヒント

『新聞を読もう』

年を取ると、若い頃よりは、出かけることも少なくなり、新しい情報に触れる機会も少なくなります。外に出かけることが難しくても、新聞に目を通して、世の中の動きに関心を持ちましょう。常に新しい情報を得て、脳を柔らかくしておくことです。

【漢字ドリル】

□に漢字を書きましょう。

① 友人の誕生日を□《いわ》う。

② □《ほう》□《しゃ》□《せい》物質の影響。

③ 青信号が□《てん》□《めつ》する。

④ □《じょう》□《けん》を満たす。

⑤ □《りん》□《り》観の欠如が見られる。

⑥ 高い□《へい》を乗り越える。

⑦ 薬を□《しょ》□《ほう》してもらう。

⑧ □《ず》□《のう》を働かせる。

⑨ □《ぞう》□《ぜい》には反対する。

⑩ □《ぜん》□《せん》むなしく敗北した。

解答 ①祝 ②放射性 ③点滅 ④条件 ⑤倫理 ⑥塀 ⑦処方 ⑧頭脳 ⑨増税 ⑩善戦

【漢字ドリル】

上下で、同じ読みで意味が異なる熟語を書きましょう。

① 戦場から無事、□□《せいかん》する。　事態を□□《せいかん》する。

② □□《ふよう》家族から外れる。　景気の□□《ふよう》を図る。

③ 青春時代を□《かえり》みる。　わが身を□《かえり》みて恥じる。

④ 北極の氷が□□《ゆうかい》する。　□□《ゆうかい》事件が多発する。

⑤ 車の□□《はいき》ガスが多い。　□□《はいき》物を処分する。

解答　①生還・静観　②扶養・浮揚　③顧・省　④融解・誘拐　⑤排気・廃棄

4 赤《あか》い実《み》

小川 未明

だんだん寒《さむ》くなるので、義《よし》雄《お》さんのお母《かあ》さんは精《せい》を出《だ》して、お仕事《しごと》をなさっていました。「きょうのうちに、綿《わた》をいれてしまいたいものだ。」と、ひとりごとをしながら、針《はり》を持《も》つ手《て》を動《うご》かしていられました。秋《あき》も深《ふか》くなって、日脚《ひあし》は短《みじか》くなりました。かれこれするうちに、はや、晩方《ばんがた》となりますので、あちらで、豆腐屋《とうふや》のらっぱの音《おと》がきこえると、お母《かあ》さんの心《こころ》は、ますますせいたのでありました。

ちくちくと、縫《ぬ》っていられますうちに、糸《いと》が短《みじか》くなって

■作者について

小川 未明

（おがわ みめい）

1882年～1961年

小説家、童話作家。新潟県出身。早稲田大学英文科卒業後、記者などを経て、27歳の頃から文筆に専念。翌年、処女童話集「赤い船」を出して以後45年間、1000編に及ぶ創作童話を書き続けた。79歳で死去。代表作『月夜とめがね』『赤いろうそくと人魚』。

■作品について

「日本のアンデルセン」「日本児童文学の父」と呼ばれた小川未明の短編童話のうちの一つ。

糸《いと》の先《さき》が、針孔《はりあな》からぬけてしまったのです。お母《かあ》さんは、新《あたら》しい糸《いと》の先《さき》を指《ゆび》で細《ほそ》くして針《はり》の孔《あな》にとおそうとなさいました。けれど、うまいぐあいに、糸《いと》は孔《あな》にとおらなかったのです。

お母《かあ》さんは、気《き》をおもみになりました。そして、明《あか》るい方《ほう》を向《む》いて、針《はり》の小《ちい》さな孔《あな》をすかすようにして、糸《いと》の先《さき》をいれようとしましたが、やはりうまくいきませんでした。

「義雄《よしお》さん。」と、お母《かあ》さんはたまりかねて、隣《となり》のへやで、勉強《べんきょう》をしていた義雄《よしお》さんをお呼《よ》びになりました。

底本：「定本小川未明童話全集　10」講談社

ボケないための日常生活のヒント

『意識して笑顔をつくろう』

笑うことは認知症予防にも効果があるという調査結果があります。ほぼ毎日笑う人はあまり笑わない人よりも認知機能の低下が少なかったそうです。ふだんあまり笑わないという人も、意識して笑顔になる練習をしてみてはいかがでしょう。

【なぞり書き】

文章をなぞって書きましょう。

だんだん寒くなるので、義雄さんのお母さんは精を出して、お仕事をなさっていました。
「きょうのうちに、綿をいれてしまいたいものだ。」と、ひとりごとをしながら、針を持つ手を動かしていられました。

【暗記書き】

右で書いた文章を覚えて書きましょう。

5 檸檬《れもん》

梶井 基次郎

えたいの知《し》れない不吉《ふきつ》な塊《かたまり》が私《わたし》の心《こころ》を始終《しじゅう》壓《おさ》へ《（え）》つけてゐ《（い）》た。焦燥《しょうそう》と云《い》は《（お）》うか、嫌惡《けんお》と云《い》は《（お）》うか——酒《さけ》を飲《の》んだあとに宿醉《ふつかよい》があるやう《（よ）》に、酒《さけ》を毎日《まいにち》飲《の》んでゐ《（い）》ると宿醉《ふつかよい》に相當《そうとう》した時期《じき》がやつ《（っ）》て來《く》る。それが來《き》たのだ。これはちよ《（ょ）》つ《（っ）》といけなかつ《（っ）》た。結果《けっか》した肺尖《はいせん》カタルや神經衰弱《しんけいすいじゃく》がいけないのではない。また脊《せき》を燒《や》くやう《（よ）》な借金《しゃっきん》などがいけないのではない。いけないのはその不吉《ふきつ》な塊《かたまり》だ。以前《いぜん》私《わたし》を喜《よろこ》ばせたどんな美《うつく》しい音樂《おんがく》も、どんな美《うつく》しい詩《し》の一節《いっせつ》も辛抱《しんぼう》がならなくなつ《（っ）》た。蓄音器《ちくおんき》を聽《き》かせて貰《もら》ひ《（い）》にわざわざ出《で》かけて行《い》つ《（っ）》

■作者について

梶井 基次郎
（かじい もとじろう）
１９０１年～１９３２年

小説家。大阪出身。父親の仕事の都合で、東京、三重など転居を重ねる。エンジニアを目指して三高に進むが、文学に惹かれるようになり、東京帝大英文科に入学。このころ異母妹を結核で亡くす。自らも発病。１９２５年に友人らと同人誌『青空』を創刊、『檸檬（れもん）』を発表する。肺結核で31歳の若さで夭折。

■作品について

肺結核と宣告された直後の気持、思春期の不安や焦燥を描き込んだ『檸檬（れもん）』は代表作の一つ。

ても、最初《さいしょ》の二三小節《にさんしょうせつ》で不意《ふい》に立《た》ち上《あが》つ《（っ）》てしまひ《（い）》たくなる。何《なに》かが私《わたし》を居堪《いたま》らずさせるのだ。それで始終私《しじゅうわたし》は街《まち》から街《まち》を浮浪《ふろう》し續《つづ》けてゐ《（い）》た。
何故《なぜ》だか其頃私《そのころわたし》は見《み》すぼらしくて美《うつく》しいものに強《つよ》くひきつけられたのを覚《おぼ》えてゐ《（い）》る。風景《ふうけい》にしても壊《くず》れかかつ《（っ）》た街《まち》だとか、その街《まち》にしても他所他所《よそよそ》しい表通《おもてどおり》よりもどこか親《した》しみのある、汚《きたな》い洗濯物《せんたくもの》が干《ほ》してあつ《（っ）》たりがらくたが轉《ころが》してあつ《（っ）》たりむさくるしい部屋《へや》が覗《のぞ》いてゐ《（い）》たりする裏通《うらどおり》が好《す》きであつ《（っ）》た。雨《あめ》や風《かぜ》が蝕《むしば》んでやがて土《つち》に歸《かえ》つ《（っ）》てしまふ《（う）》。

底本：「檸檬・ある心の風景」旺文社文庫、旺文社

ボケないための日常生活のヒント

『カラオケに行こう』

歌を歌う、楽器を演奏する、音楽を聴くという行動は、音読や日記を書くのと同じように脳の高度な機能を駆使しています。また、感情を込めて歌うことは、あなたの感性や感情表現を豊かにし、気持ちを若く保つことができます。

【漢字ドリル】

□に漢字を書きましょう。

① 横柄な対応に□《げき》□《ど》する。

② 料理を□《こ》がしてしまった。

③ 優勝を□《ねら》う。

④ お茶を□《にご》すような答弁だ。

⑤ 知人の□《しょう》□《かい》で出会う。

⑥ □《こん》□《なん》な課題に挑戦する。

⑦ □《ぐ》□《たい》□《てき》に説明する。

⑧ □《ろう》□《か》を磨く。

⑨ 工夫を□《こ》らす。

⑩ 文の□《てい》□《さい》を整える。

解答
① 激怒 ② 焦 ③ 狙 ④ 濁 ⑤ 紹介
⑥ 困難 ⑦ 具体的 ⑧ 廊下 ⑨ 凝 ⑩ 体裁

【漢字ドリル】

①～⑤は、反対の意味になる熟語を、⑥～⑩は、似た意味になる熟語を完成させましょう。

① 保留 ⇔ 決□
② 低俗 ⇔ □尚
③ 平易 ⇔ □解
④ 猛暑 ⇔ □寒
⑤ 加熱 ⇔ 冷□

⑥ 看病 ＝ □抱
⑦ 価格 ＝ 値□
⑧ 発端 ＝ 冒□
⑨ 横領 ＝ 流□
⑩ 名誉 ＝ □光

解答
①定 ②高 ③難 ④厳 ⑤却
⑥介 ⑦段 ⑧頭 ⑨用 ⑩栄

6 方《ほう》丈《じょう》記《き》

鴨 長明

行《ゆ》く川《かわ》のながれは絶《た》えずして、しかも本《もと》の水《みず》にあらず。よどみに浮《うか》ぶうたかたは、かつ消《き》えかつ結《むす》びて久《ひさ》しくとゞ《(ど)》まることなし。世《よ》の中《なか》にある人《ひと》とすみかと、またかくの如《ごと》し。玉《たま》しきの都《みやこ》の中《なか》にむねをならべいらかをあらそへ《(え)》る、たかきいやしき人《ひと》のすまひ《(い)》は、代々《よよ》を經《へ》て盡《つ》きせぬものなれど、これをまことかと尋《たず》ぬれば、昔《むかし》ありし家《いえ》はまれなり。或《ある》はこぞ破《やぶ》れ（やけイ）てことしは造《つく》り、あるは大家《おおいえ》ほろびて小家《こいえ》となる。住《す》む人《ひと》もこれにおなじ。所《ところ》もかは《(わ)》らず、人《ひと》も多《おお》かれど、いにしへ《(え)》見《み》し人《ひと》は、二三十人《にさんじゅうにん》が中《なか》に、わづ《(ず)》

■作者について

鴨 長明
（かもの ちょうめい）
1155年～1216年
平安時代末期から鎌倉時代にかけての日本の歌人・随筆家。賀茂神社の神官の子に生まれ、琵琶や和歌を学び若いころから才能を発揮した。父の死後、神職としての出世を望んだが叶わず出家遁世した。

■作品について

出家の後、洛南日野の方丈の庵で、この世の無常とはかなさをつづった、日本三大随筆のひとつ。

かにひとりふたりなり。あしたに死《し》し、ゆふ《(う)》べに生《うま》る丶《(る)》ならひ《(い)》、たゞ《(だ)》水《みず》の泡《あわ》にぞ似《に》たりける。知《し》らず、生《うま》れ死《し》ぬる人《ひと》、いづかたより來《きた》りて、いづかたへか去《さ》る。又《また》知《し》らず、かりのやどり、誰《た》が為《ため》に心《こころ》を悩《なや》まし、何《なに》によりてか目《め》をよろこばしむる。そのあるじとすみかと、無常《むじょう》をあらそひ《(い)》去《さ》るさま、いは《(わ)》ゞ《(ば)》朝顔《あさがお》の露《つゆ》にことならず。或《ある》は露《つゆ》おちて花《はな》のこれり。のこるといへ《(え)》ども朝日《あさひ》に枯《か》れぬ。或《ある》は花《はな》はしぼみて、露《つゆ》なほ《(お)》消《き》えず。消《き》えずといへ《(え)》ども、ゆふべを待《ま》つことなし。

底本：「國文大観　日記草子部」明文社

ボケないための日常生活のヒント

『癒しグッズを持とう』

これがあれば心が落ち着くというものを何か持ちましょう。長年愛用のペン、思い出の旅のお土産、香りのいいアロマグッズなどなど。ちょっと疲れたなというときに、そういうグッズを手にすると、いつの間にかストレスが和らぐものです。

【なぞり書き】

文章をなぞって書きましょう。

行く川のながれは絶えずして、しかも本の水にあらず。よどみに浮ぶうたかたは、かつ消えかつ結びて久しくとゞまることなし。世の中にある人とすみかと、またかくの如し。

【暗記書き】

右で書いた文章を覚えて書きましょう。

7 ゲテ魚《うお》好《ず》き

火野　葦平

どんな下手《へた》が釣《つ》っても、すぐにかかる魚《さかな》は河豚《ふぐ》とドンコである。

河豚《ふぐ》が魚《さかな》の王《おう》で、下関《しものせき》がその産地《さんち》であることは有名《ゆうめい》だが、別《べつ》に下関付近《しものせきふきん》でとれるためではない。下関《しものせき》が集散地《しゅうさんち》になっているだけで、河豚《ふぐ》は瀬戸内海《せとないかい》はもちろん、玄海灘《げんかいなだ》でも、どこの海《うみ》でもとれる。東京近海《とうきょうきんかい》にもたくさんいる。ただ、周防灘《すおうなだ》の姫島付近《ひめじまふきん》の河豚《ふぐ》が一等味《いっとうあじ》がよく、いわゆる下《しもの》関河豚《せきふぐ》の本場《ほんば》となっている。(因《ちなみ》に、九州《きゅうしゅう》では、河豚《ふぐ》をフグと濁《にご》らず、フクと澄《す》んで呼《よ》ぶ)

■作者について

火野　葦平
（ひの　あしへい）
1906年～1960年
小説家。福岡県出身。日中戦争に従軍中に書いた『糞尿譚』で芥川賞を受賞し、軍報道部時代に書いた『麦と兵隊』『土と兵隊』『花と兵隊』の兵隊三部作で一躍国民的作家として脚光を浴びた。戦後、戦犯作家として戦争責任を問われるが自伝的長編『花と龍』などを発表。再び流行作家となる。53歳で服毒自殺。

■作品について

ちょっと見た目の変わった魚の釣りに関して面白おかしく

つづった、釣りに関する随筆。

私《わたし》は北九州若松港《きたきゅうしゅうわかまつこう》に生《う》まれて育《そだ》ったので、小《ちい》さいときから海《うみ》には親《した》しんだ。泳《およ》ぎも釣《つ》りも好《す》きだった。その釣《つ》りの初歩《しょほ》のころ、やたらに河豚《ふぐ》がかかるのであきれたものである。河豚《ふぐ》は水面《すいめん》と海底《かいてい》との中間《ちゅうかん》を泳《およ》いでいるし、食《く》い意地《いじ》が張《は》っているので、エサをつけた糸《いと》をたらすとすぐに食《く》いつく。しかし、ほんとうにおいしい河豚《ふぐ》は、海底深《かいていふか》くいる底河豚《そこふぐ》だ。河豚《ふぐ》は一枚歯《いちまいば》で、すごく力《ちから》が強《つよ》く貝殻《かいがら》でも食《く》い割《わ》ってしまう。したがって、海底《かいてい》での貝《かい》の身《み》をエサにしている河豚《ふぐ》の味《あじ》がよくなるわけだが、この河豚《ふぐ》を釣《つ》るのはそう簡単《かんたん》ではない。

底本：「日本の名随筆4　釣」作品社

ボケないための日常生活のヒント

『おしゃれをしよう』

おしゃれは自分のためだけにするものではありません。明るく若々しい服装は周りの人の気持ちを明るくさせます。他人に喜んでもらおう、いい印象を持ってもらおうという心遣いが脳を刺激します。それがまたあなたを若々しくさせてくれるのです。

【音読】

【漢字ドリル】

【なぞり書き／暗記書き】

【漢字ドリル】

○に漢字を書きましょう。

▼▼▼の方向に読むと二字熟語ができるよう、○に共通する漢字を入れましょう。

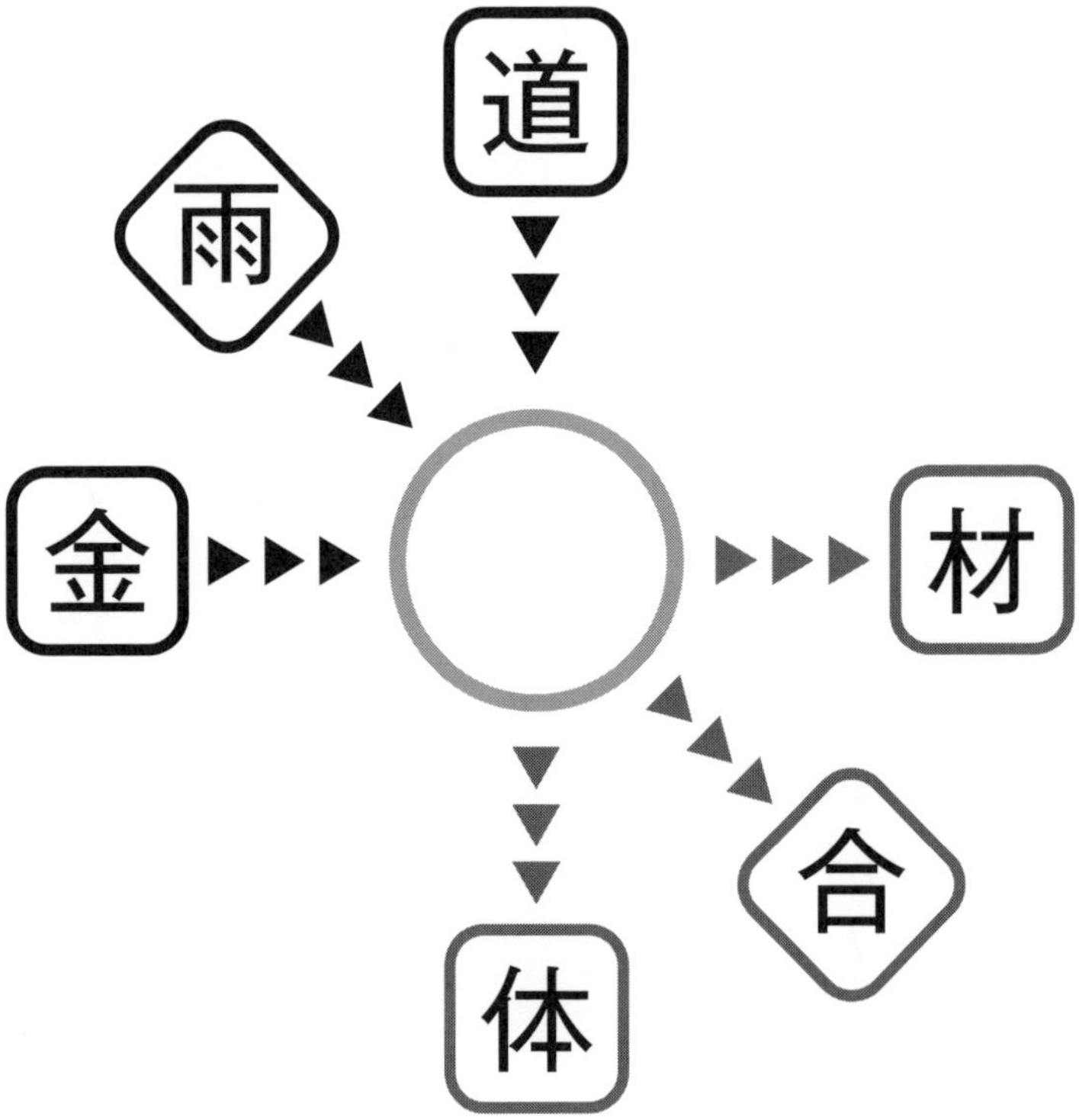

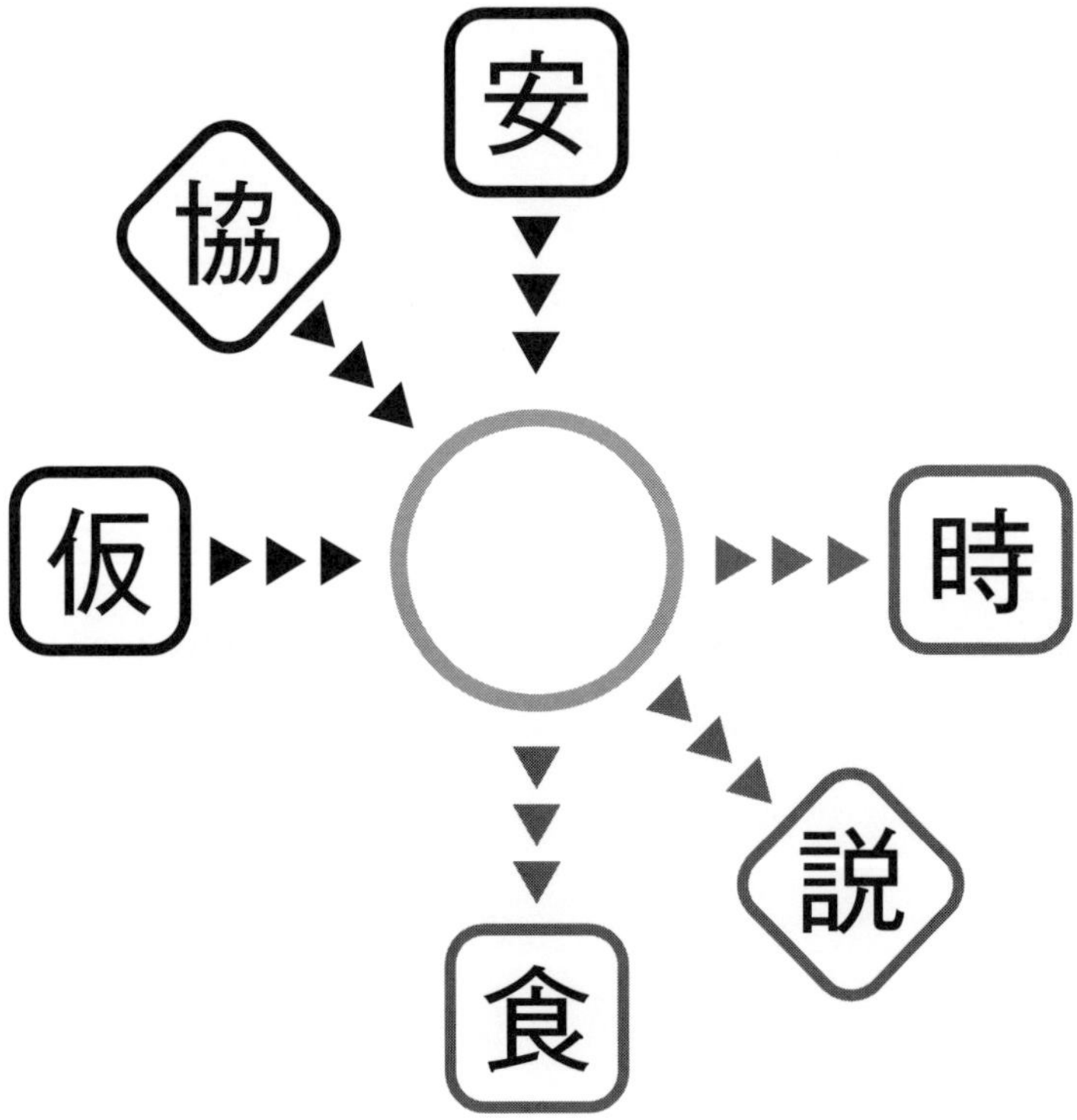

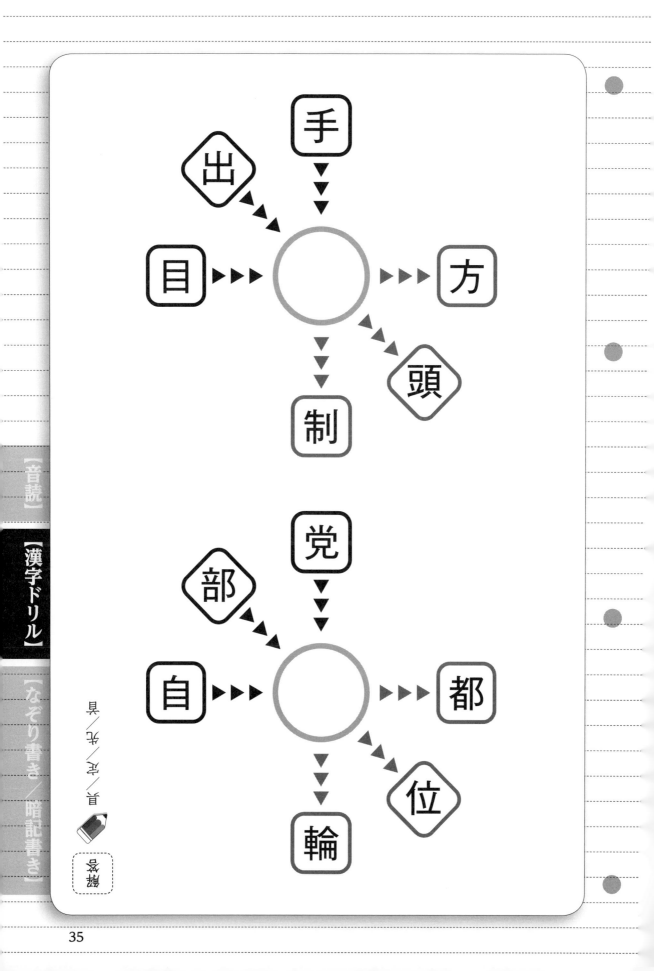

手

出

目　〇　方

頭

制

党

部

自　〇　都

位

輪

解答

具／定／先／首

【音読】

【漢字ドリル】

【なぞり書き／暗記書き】

8 黙々静観《もくもくせいかん》

勝 海舟

一個人《いちこじん》の百年《ひゃくねん》は、ちや《(よ)》うど国家《こっか》の一年位《いちねんぐらい》に当《あた》るものだ。それ故《ゆえ》に、個人《こじん》の短《みじか》い了見《りょうけん》を以《もっ》て、余《あま》り国家《こっか》の事《こと》を急《いそ》ぎ立《た》てるのはよくないよ。徳川幕府《とくがわばくふ》でも、もうとても駄目《だめ》だと諦《あきら》めてから、まだ十年《じゅうねん》も続《つづ》いたではないか。

時《とき》に古今《ここん》の差《さ》なく、国《くに》に東西《とうざい》の別《べつ》はない、観《かん》じ来《く》れば、人間《にんげん》は始終同《しじゅうおな》じ事《こと》を繰《く》り返《かえ》して居《い》るばかりだ。生麦《(1)なまむぎ》、東禅寺《(2)とうぜんじ》、御殿山《(3)ごてんやま》。これ等《ら》の事件《じけん》は、皆維新前《みないしんまえ》の蛮風《ばんぷう》だと云《い》ふ《(う)》けれども、明治《めいじ》の代《だい》になつ《(っ)》ても、矢張《やは》り、湖南事件《こなんじけん》や、馬関《ばかん》騒動《そうどう》や、京城事変《けいじょうじへん》があつ《(っ)》たではないか。今《いま》から古《いにしえ》を見《み》るの

■作者について

勝 海舟

（かつ かいしゅう）

1823年〜1899年

江戸時代末期から明治時代初期の武士（幕臣）、政治家。10代の頃から剣術・禅を学ぶ。その後、蘭学、西洋兵学を学ぶ。1860年、咸臨丸指揮官としてジョン万次郎、福沢諭吉らとともに渡米。帰国後に軍艦奉行並となり神戸海軍操練所を開設。坂本竜馬が海舟の元で学んだのはこの時期。戊辰戦争では、西郷隆盛と会見し、江戸無血開城を実現した。明治維新後は、参議、海軍卿、枢密顧問官を歴任し、伯爵に叙せられた。

■作品について

「亡友帖・清譚と逸話」（原書房、1968年）に収録された随筆。「個人の短い了見で

は、古《いにしえ》から今《いま》を見《み》るのと少《すこ》しも変《かわ》りはないサ。此頃《このころ》元勲《げんくん》とか何《なん》とか、自分《じぶん》でもえらがる人達《ひとたち》に、かう《(こ)》いふ歌《うた》を詠《よ》んで遣《や》つ《(っ)》たよ。

時《とき》ぞとて　咲《さ》きいでそめし　かへ《(え)》り咲《ざき》
咲《さ》くと見《み》しまに　はやも散《ち》るなん

あれ等《ら》に分《わか》るか知《し》らん、自分《じぶん》で豪傑《ごうけつ》がるのは、実《じつ》に見《み》られないよ、おれ等《ら》はもう年《とし》が寄《よ》つた。

たをやめの　玉手《たまで》さしかへ《(え)》　一夜《いちや》ねん
夢《ゆめ》の中《なか》なる　夢《ゆめ》を見《み》んとて

底本：「日本の名随筆　別巻95　明治」作品社

国家のことを騒ぎ立ててはいけない」と歯に衣着せぬ時局批判がつづられている。

(1) 生麦
生麦事件。江戸時代末期の1862年、薩摩藩士がイギリス人を殺傷した事件。

(2) 東禅寺
東禅寺事件。幕末に攘夷派志士が高輪東禅寺に置かれていたイギリス公使館を襲撃した事件（1861年、2年）

(3) 御殿山
1862年の、高杉晋作や伊藤博文・井上馨などの長州藩士による、御殿山英国大使館焼討ち事件。

『恋心を忘れない』

人に会って心がときめくことは脳の活性化に非常に有効です。スポーツジムや地域の集まりなどに積極的に出かけると、素敵な人との出会いのチャンスも広がります。本当に恋愛をしなくても、素敵な人だなと思うだけでもいいのです。

【漢字ドリル】

□に漢字を書きましょう。

① 重い荷物を□《かつ》ぐ。

② 壁にペンキを□《ぬ》る。

③ 彼女はとても□□《せいじつ》な人だ。

④ □□《こうえん》な理想を抱く。

⑤ 会社の□□《ていかん》に反する。

⑥ 商社に□□《しゅうしょく》した。

⑦ 古代□□《いせき》を修復する。

⑧ 会社の□□《しゅうえき》が上がる。

⑨ □□《せつび》が整っている。

⑩ □□《でまど》に花を飾る。

解答
①担 ②塗 ③誠実 ④高遠 ⑤定款
⑥就職 ⑦遺跡 ⑧収益 ⑨設備 ⑩出窓

【漢字ドリル】四字熟語を完成させましょう。

① 意気《いき》□《しょう》□《てん》
（意気込みがたいへん盛んなこと）

② 内憂《ないゆう》□《がい》□《かん》
（内にも外にも心配事があるさま）

③ □《たい》□《ぜん》自若《じじゃく》
（落ち着いていて、動じないさま）

④ 空中《くうちゅう》□《ろう》□《かく》
（根拠がなく、現実性に欠けること）

⑤ □《かん》□《わ》休題《きゅうだい》
（それはさておき。話を本筋に戻すときに用いる語）

⑥ □《てき》□《ざい》適所《てきしょ》
（その人の能力、性質にあてはまる地位や任務をあたえること）

⑦ 悪事《あくじ》□《せん》□《り》
（悪い行いは、またたくまに世間に知れ渡ること）

⑧ 放歌《ほうか》□《こう》□《ぎん》
（あたりかまわず、大声で歌うこと）

⑨ 刻苦《こっく》□《べん》□《れい》
（大変に苦労をして、学問や仕事などにはげむこと）

⑩ □《ゆい》□《が》独尊《どくそん》
（世の中で自分だけが、優れているとうぬぼれること）

解答
① 衝天　② 外患　③ 泰然　④ 楼閣　⑤ 閑話
⑥ 適材　⑦ 千里　⑧ 高吟　⑨ 勉励　⑩ 唯我

9 ある思想家《しそうか》の手紙《てがみ》

和辻 哲郎

秋《あき》の雨《あめ》がしとしとと松林《まつばやし》の上《うえ》に降《ふ》り注《そそ》いでいます。おりおり赤松《あかまつ》の梢《こずえ》を揺《ゆ》り動《うご》かして行《い》く風《かぜ》が消《き》えるように通《とお》りすぎたあとには、――また田畑《たはた》の色《いろ》が豊《ゆた》かに黄《き》ばんで来《き》たのを有頂天《うちょうてん》になって喜《よろこ》んでいるらしいおしゃべりな雀《すずめ》が羽音《はおと》をそろえて屋根《やね》や軒《のき》から飛《と》び去《さ》って行《い》ったあとには、ただ心《こころ》に沁《し》み入《い》るような静《しず》けさが残《のこ》ります。葉《は》を打《う》つ雨《あめ》の単純《たんじゅん》な響《ひび》きにも、心《こころ》を捉《とら》えて放《はな》さないような無限《むげん》に深《ふか》いある力《ちから》が感《かん》じられるのです。

私《わたし》はガラス越《ご》しにじっと窓《まど》の外《そと》をながめていました。そ

■作者について

和辻 哲郎
（わつじ てつろう）
1889年～1960年
哲学者・倫理学者・日本文化史家。兵庫県出身。東京帝国大学哲学科在学中に、谷崎潤一郎らと第2次「新思潮」を創刊するがその後文学への志を断つ。『ニイチェ研究』は最初の著書。キルケゴールなど実存哲学を紹介。代表作に日本文化を見直した『古都巡礼』、近代日本最大の体型的哲学書『倫理学』などがある。

■作品について

文芸雑誌「新小説」に掲載された書簡型の随筆。

うしていつまでも身動《みうご》きをしませんでした。私《わたし》の眼《め》には涙《なみだ》がにじみ出《で》て来《き》ました。湯加減《ゆかげん》のいい湯《ゆ》に全身《ぜんしん》を浸《ひた》しているような具合《ぐあい》に、私《わたし》の心《こころ》はある大《おお》きい暖《あたた》かい力《ちから》にしみじみと浸《ひた》っていました。私《わたし》はただ無条件《むじょうけん》に、生《い》きている事《こと》を感《かん》謝《しゃ》しました。すべての人《ひと》をこういう融《と》け合《あ》った心持《こころも》ちで抱《だ》きたい、抱《だ》かなければすまない、と思《おも》いました。私《わたし》は自分《じぶん》に近《ちか》い人々《ひとびと》を一人一人《ひとりひとり》全身《ぜんしん》の愛《あい》で思《おも》い浮《う》かべ、その幸福《こうふく》を真底《しんそこ》から祈《いの》り、そうしてその幸福《こうふく》のためにありたけの力《ちから》を尽《つ》くそうと誓《ちか》いました。

底本：「偶像再興・面とペルソナ　和辻哲郎感想集」講談社文芸文庫、講談社

ボケないための日常生活のヒント

『旅に出かけよう』

資料を集めて旅の計画をたてる、チケットを手配する、時間を調べて電車や飛行機に乗る、見知らぬ土地に行き、地図を見ながら散策する、その土地のお土産を買う、などなど。旅は、出かける前から家に帰り着くまで、脳をフル回転させてくれます。

【音読】
【漢字ドリル】
【なぞり書き／暗記書き】

【なぞり書き】

文章をなぞって書きましょう。

おしゃべりな雀が羽音をそろえて屋根や軒から飛び去って行ったあとには、ただ心に沁み入るような静けさが残ります。葉を打つ雨の単純な響きにも、心を捉えて放さないような無限に深いある力が感じられるのです。

【暗記書き】

右で書いた文章を覚えて書きましょう。

10 梨《なし》の実《み》

小山内 薫

私《わたし》がまだ六《むっ》つか七《なな》つの時分《じぶん》でした。

或《ある》日《ひ》、近所《きんじょ》の天神《てんじん》さまにお祭《まつり》があるので、私《わたし》は乳母《ばあや》をせびって、一緒《いっしょ》にそこへ連《つ》れて行《い》ってもらいました。

天神様《てんじんさま》の境内《けいだい》は大層《たいそう》な人出《ひとで》でした。飴屋《あめや》が出《で》ています。つぼ焼屋《やきや》が出《で》ています。切傷《きりきず》の直《す》ぐ癒《なお》る膏薬《こうやく》を売《う》っている店《みせ》があります。見世物《みせもの》には猿芝居《さるしばい》、山雀《やまがら》の曲芸《きょくげい》、ろくろ首《くび》、山男《やまおとこ》、地獄極楽《じごくごくらく》のからくりなどという、もうこの頃《ころ》ではたんと見《み》られないものが軒《のき》を列《なら》べて出《で》ていました。

私《わたし》は乳母《ばあや》に手《て》を引《ひ》かれて、あっちこっちと見《み》て歩《ある》く内《うち》に、

■作者について

小山内 薫
（おさない かおる）
1881年〜1928年
劇作家、演出家、批評家。広島県出身。東京帝国大学文学部英文科に在学中、亡父のかつての同僚でもある森鴎外の知遇を得て、舞台演出に関わったり、詩や小説の創作をおこなった。1907年、雑誌「新思潮」を創刊。1909年、市川左団次らとともに「自由劇場」を結成。新劇界の草創期を築いた。その後映画界でも活躍。47歳で急逝。

■作品について

戯曲、長編小説のほか、童話も残している。『梨の実』は、童話と童謡の雑誌「赤い鳥」の１９１８年10月号に掲載された。

ふと社《やしろ》の裏手《うらて》の明《あ》き地《ち》に大勢人《おおぜいひと》が集《あつ》まっているのを見《み》つけました。

側《そば》へ寄《よ》って見《み》ると、そこには小屋掛《こやがけ》もしなければ、日除《ひよけ》もしてないで、唯野天《ただのてん》の平地《ひらち》に親子《おやこ》らしいお爺《じい》さんと男《おとこ》の子《こ》が立《た》っていて、それが大勢《おおぜい》の見物《けんぶつ》に取《と》り巻《ま》かれているのです。

私《わたし》は前《まえ》に大人《おとな》が大勢立《おおぜいた》っているので、よく見《み》えません。

そこで、乳母《ばあや》の背中《せなか》におぶさりました。すると、そのお爺《じい》さんのしゃべっている事《こと》がよく聞《きこ》えて来《き》ました。

底本：「赤い鳥傑作集」新潮文庫、新潮社

ボケないための日常生活のヒント

『積極的にアポを入れよう』

何でもやってみようという前向きな姿勢は、脳の活性化に欠かせません。興味を持ったことにすぐ取り組めるのは脳が若い証拠です。人に会う、展覧会に行く、サークルに参加するなど、手帳に予定を入れて、充実した日々を過ごしましょう。

【漢字ドリル】

□に漢字を書きましょう。

① 利根川の□□《げんりゅう》。

② □□《のうこう》なスープ。

③ □□《けんこう》診断を受ける。

④ 友人に□□《かんしゃ》する。

⑤ 和洋□□《せっちゅう》の建築物。

⑥ 目的地に□□《とうちゃく》する。

⑦ □□《こうりょう》とした風景。

⑧ 何事も□□《にんたい》が必要だ。

⑨ 名勝負に□□《こうふん》する。

⑩ 多額の□□《ふさい》が生じた。

解答
①源流 ②濃厚 ③健康 ④感謝 ⑤折衷
⑥到着 ⑦荒涼 ⑧忍耐 ⑨興奮 ⑩負債

【漢字ドリル】同じ読みで意味が異なる熟語を書きましょう。

① 結婚式を□《あ》げる。　天ぷらを□《あ》げる

② 愛情に□《う》えている。　庭に木を□《う》える。

③ □《か》□《びん》を割る。　神経が□《か》□《びん》だ。

④ 晴れた日に□《せん》□《たく》する。　好きなものを□《せん》□《たく》する。

⑤ 雑巾を□《しぼ》る。　牛の乳を□《しぼ》る。

解答　① 挙・揚　② 飢・植　③ 花瓶・過敏　④ 洗濯・選択　⑤ 絞・搾

11 新版《しんぱん》 放浪記《ほうろうき》

林 芙美子

私《わたし》は宿命的《しゅくめいてき》に放浪者《ほうろうしゃ》である。私《わたし》は古里《ふるさと》を持《も》たない。父《ちち》は四国《しこく》の伊予《いよ》の人間《にんげん》で、(1)太物《ふともの》の行商人《ぎょうしょうにん》であった。母《はは》は、九州《きゅうしゅう》の桜島《さくらじま》の温泉宿《おんせんやど》の娘《むすめ》である。母《はは》は他国者《たこくもの》と一緒《いっしょ》になったと云《い》うので、鹿児島《かごしま》を追放《ついほう》されて父《ちち》と落《お》ちつき場所《ばしょ》を求《もと》めたところは、山口県《やまぐちけん》の下関《しものせき》と云《い》う処《ところ》であった。私《わたし》が生《う》れたのはその下関《しものせき》の町《まち》である。――故郷《こきょう》に入《い》れられなかった両親《りょうしん》を持《も》つ私《わたし》は、したがって旅《たび》が古里《ふるさと》であった。それ故《ゆえ》、宿命《しゅくめい》的《てき》に旅人《たびびと》である私《わたし》は、この恋いしや古里の歌《うた》を、随分《ずいぶん》侘《わび》しい気持《きも》ちで習《なら》ったものであった。――八《やっ》つの時《とき》、私《わたし》の幼《おさな》い

■作者について

林 芙美子
(はやし ふみこ)
1903年~1951年

小説家。福岡県出身。行商の両親について木賃宿を転々とする貧しい子ども時代を送る。文才を認められ、高等女学校に進学。地方新聞に詩や短歌を載せた。女工や女給などで自活しながら作品を書き続ける。一方で、同棲しては別れることを繰り返すが、23歳の時に出会った画学生の手塚緑敏との結婚で、ようやく平安を得た。『放浪記』が評判を呼び、『続放浪記』とともにベストセラーとなる。47歳で死去。

人生《じんせい》にも、暴風《ぼうふう》が吹《ふ》きつけてきたのだ。若松《わかまつ》で、呉服物《ごふくもの》の糶売《せりうり》をして、かなりの財産《ざいさん》をつくっていた父《ちち》は、長崎《ながさき》の沖《おき》の天草《あまくさ》から逃《に》げて来《き》た浜《はま》と云《い》う芸者《げいしゃ》を家《いえ》に入《い》れていた。雪《ゆき》の降《ふ》る旧正月《きゅうしょうがつ》を最後《さいご》として、私《わたし》の母《はは》は、八《やっ》つの私《わたし》を連《つ》れて父《ちち》の家《いえ》を出《で》てしまったのだ。若松《わかまつ》と云《い》うところは、渡《わた》し船《ぶね》に乗《の》らなければ行《い》けないところだと覚《おぼ》えている。

今《いま》の私《わたし》の父《ちち》は養父《ようふ》である。このひとは岡山《おかやま》の人間《にんげん》で、実直過《じつちょくす》ぎるほどの小心《しょうしん》さと、アブノーマルな山《やま》ッ気《け》とで、人生《じんせい》の半分《はんぶん》は苦労《くろう》で埋《うも》れていた人《ひと》だ。

■作品について

20歳ごろから貧しい日々の中でつけ始めた日記が原型。25歳のときに、雑誌「女人芸術」に連載され、好評を博した。

(1) 太物
絹織物を呉服というのに対して、綿織物・麻織物など太い糸の織物のこと

底本：「新版　放浪記」新潮文庫、新潮社

ボケないための日常生活のヒント

『姿勢をよくしよう』

世の中は、アンチエイジングばやりですが、簡単に外見を若くする方法があります。それは、姿勢をよくすること。背筋をしゃんと伸ばすと、五歳は若返って見えます。ときどき鏡を見て自分の姿勢をチェックすることを習慣にするといいでしょう。

【なぞり書き】

文章をなぞって書きましょう。

私は宿命的に放浪者である。私は古里を持たない。父は四国の伊予の人間で、太物の行商人であった。母は、九州の桜島の温泉宿の娘である。

【暗記書き】

右で書いた文章を覚えて書きましょう。

12 風《かぜ》立《た》ちぬ

堀 辰雄

それらの夏《なつ》の日々《ひび》、一面《いちめん》に薄《すすき》の生《お》い茂《しげ》った草原《くさはら》の中《なか》で、お前《まえ》が立《た》ったまま熱心《ねっしん》に絵《え》を描《か》いていると、私《わたし》はいつもその傍《かたわ》らの一本《いっぽん》の白樺《しらかば》の木蔭《こかげ》に身《み》を横《よこ》たえていたものだった。そうして夕方《ゆうがた》になって、お前《まえ》が仕事《しごと》をすませて私《わたし》のそばに来《く》ると、それからしばらく私達《わたしたち》は肩《かた》に手《て》をかけ合《あ》ったまま、遥《はる》か彼方《かなた》の、縁《ふち》だけ茜色《あかねいろ》を帯《お》びた入道雲《にゅうどうぐも》のむくむくした塊《かたま》りに覆《おお》われている地平線《ちへいせん》の方《ほう》を眺《なが》めやっていたものだった。ようやく暮《く》れようとしかけているその地平線《ちへいせん》から、反対《はんたい》に何物《なにもの》かが生《うま》れて来《き》つつあるかのように……

■作者について

堀 辰雄
（ほり たつお）
1904年〜1953年
小説家。東京出身。高校在学中に室生犀星や芥川龍之介の知遇を得る。東京帝国大学文学部国文科卒業。自身の周辺を書いた『聖家族』で1930年文壇デビュー。肺結核を病み、軽井沢に療養していたときに矢野綾子と知り合う。その体験を書いた『美しい村』を1933年に、翌年『風立ちぬ』を発表。49歳の時に肺結核で死去。

■作品について

堀 辰夫の代表作。軽井沢で

知り合った矢野綾子を肺結核で亡くした体験が題材となった。

そんな日《ひ》の或《あ》る午後《ごご》、（それはもう秋近《あきちか》い日《ひ》だった）私達《わたしたち》はお前《まえ》の描《か》きかけの絵《え》を画架《がか》に立《た》てかけたまま、その白樺《しらかば》の木蔭《こかげ》に寝《ね》そべって果物《くだもの》を齧《か》じっていた。砂《すな》のような雲《くも》が空《そら》をさらさらと流《なが》れていた。そのとき不意《ふい》に、何処《どこ》からともなく風《かぜ》が立《た》った。私達《わたしたち》の頭《あたま》の上《うえ》では、木《き》の葉《は》の間《あいだ》からちらっと覗《のぞ》いている藍色《あいいろ》が伸《の》びたり縮《ちぢ》んだりした。それと殆《ほと》んど同時《どうじ》に、草《くさ》むらの中《なか》に何《なに》かがばったりと倒《たお》れる物音《ものおと》を私達《わたしたち》は耳《みみ》にした。それは私達《わたしたち》がそこに置《お》きっぱなしにしてあった絵《え》が、画架《がか》と共《とも》に、倒《たお》れた音《おと》らしかった。

底本：「昭和文学全集　第６巻」小学館

ボケないための日常生活のヒント

『階段を上り下りしよう』

健康長寿のためには太り過ぎは禁物です。適度に身体を動かしましょう。お金をかけてスポーツジムに通わなくても、エレベーターやエスカレータを使わず階段を使う、少しの距離なら歩くなど、日々の生活を少し改善することから始めましょう。

【漢字ドリル】

□に漢字を書きましょう。

① 食後に□《ふく》□《よう》する薬。

② □《こう》□《かい》先に立たず。

③ □《て》□《ちょう》に予定を書く。

④ 喜びのあまり飛び□《は》ねる。

⑤ 腕を□《だ》□《ぼく》した。

⑥ 縄文時代の□《かい》□《づか》。

⑦ 所得に応じて□《か》□《ぜい》される。

⑧ 経費を□《せい》□《さん》する。

⑨ □《うやうや》しくお辞儀をする。

⑩ 名前の公表は□《ひか》える。

解答 ①服用 ②後悔 ③手帳 ④跳 ⑤打撲 ⑥貝塚 ⑦課税 ⑧清算 ⑨恭 ⑩控

【漢字ドリル】

①～⑤は、反対の意味になる熟語を、⑥～⑩は、似た意味になる熟語を完成させましょう。

① 多弁 ⇕ □口

② 協力 ⇕ □害

③ 誕生 ⇕ □亡

④ 促進 ⇕ 抑□

⑤ 深慮 ⇕ □慮

⑥ 幻想 ＝ 錯□

⑦ 節倹 ＝ □縮

⑧ 自負 ＝ □慢

⑨ 提携 ＝ □力

⑩ 黙殺 ＝ 無□

解答
①無 ②妨 ③死 ④制 ⑤浅
⑥覚 ⑦短 ⑧自 ⑨協 ⑩視

13 変身《へんしん》

フランツ・カフカ（原田 義人訳）

ある朝《あさ》、グレゴール・ザムザが気《き》がかりな夢《ゆめ》から目《め》ざめたとき、自分《じぶん》がベッドの上《うえ》で一匹《いっぴき》の巨大《きょだい》な毒虫《どくむし》に変《かわ》ってしまっているのに気《き》づいた。彼《かれ》は甲殻《こうかく》のように固《かた》い背中《せなか》を下《した》にして横《よこ》たわり、頭《あたま》を少《すこ》し上《あ》げると、何本《なんぼん》もの弓形《ゆみがた》のすじにわかれてこんもりと盛《も》り上《あ》がっている自分《じぶん》の茶色《ちゃいろ》の腹《はら》が見《み》えた。腹《はら》の盛《も》り上《あ》がりの上《うえ》には、かけぶとんがすっかりずり落《お》ちそうになって、まだやっともちこたえていた。ふだんの大《おお》きさに比《くら》べると情《なさ》けないくらいかぼそいたくさんの足《あし》が自分《じぶん》の眼《め》の前《まえ》にしょんぼりと光《ひか》っていた。

■作者について

フランツ・カフカ（Franz Kafka）
1883年～1924年
作家。現在のチェコの首都であるプラハでユダヤ系の商人の長男として生まれた。プラハ・ドイツ大学で法律を学んだのち保険局に勤めながら作品を執筆。代表作『城』『審判』『変身』『アメリカ』など。実存主義文学の先駆者とされている。40歳で没する。

■作品について

カフカが29歳の時に執筆した中編小説。ある朝目をさますと、自分が一匹の巨大な虫に変わっているのを発見する男、グレーゴル・ザムザとその家族の物語。

「おれはどうしたのだろう？」と、彼《かれ》は思《おも》った。夢《ゆめ》ではなかった。自分《じぶん》の部屋《へや》、少《すこ》し小《ちい》さすぎるがまともな部屋《へや》が、よく知《し》っている四《よっ》つの壁《かべ》のあいだにあった。テーブルの上《うえ》には布地《ぬのじ》の見本《みほん》が包《つつ》みをといて拡《ひろ》げられていたが――ザムザは旅廻《たびまわ》りのセールスマンだった――、そのテーブルの上《じょう》方《ほう》の壁《かべ》には写真《しゃしん》がかかっている。それは彼《かれ》がついさきごろあるグラフ雑誌《ざっし》から切《き》り取《と》り、きれいな金《きん》ぶちの額《がく》に入《い》れたものだった。

底本：「世界文学大系58　カフカ」筑摩書房

ボケないための日常生活のヒント

『一日五百歩でも歩こう』

歩くことは、いつでもどこでもできる手軽な運動法としておすすめです。よく、一日一万歩歩きましょうと言われますが、それだと一時間半はかかります。すこし荷が重すぎるという人は、一日五百歩から始めて、少しずつ増やしてみてもいいでしょう。

【なぞり書き】

文章をなぞって書きましょう。

ある朝、グレゴール・ザムザが気がかりな夢から目ざめたとき、自分がベッドの上で一匹の巨大な毒虫に変ってしまっているのに気づいた。

【暗記書き】

右で書いた文章を覚えて書きましょう。

14 白痴《はくち》

坂口 安吾

その家《いえ》には人間《にんげん》と豚《ぶた》と犬《いぬ》と鶏《にわとり》と家鴨《あひる》が住《す》んでいたが、まったく、住《す》む建物《たてもの》も各々《おのおの》の食物《しょくもつ》も殆《ほとん》ど変《かわ》っていやしない。物置《ものおき》のようなひん曲《まが》った建物《たてもの》があって、階下《かいか》には主人《しゅじん》夫婦《ふうふ》、天井裏《てんじょううら》には母《はは》と娘《むすめ》が間借《まが》りしていて、この娘《むすめ》は相手《あいて》の分《わか》らぬ子供《こども》を孕《はら》んでいる。

伊沢《いざわ》の借《か》りている一室《いっしつ》は母屋《おもや》から分離《ぶんり》した小屋《こや》で、ここは昔《むかし》この家《いえ》の肺病《はいびょう》の息子《むすこ》がねていたそうだが、肺病《はいびょう》の豚《ぶた》にも贅沢《ぜいたく》すぎる小屋《こや》ではない。それでも押入《おしいれ》と便所《べんじょ》と戸棚《とだな》がついていた。

■作者について

坂口 安吾
（さかぐち あんご）
1906年～1955年

小説家。新潟県出身。裕福な家に生まれ、破天荒なガキ大将として育つ。東洋大学文学部印度哲学倫理学科卒業。1930（昭和5）年、友人らと同人雑誌「言葉」の創刊をきっかけに文筆活動を続ける。1946（昭和21）年、戦後の本質を鋭く把握洞察した『堕落論』、『白痴』の発表により、一躍人気作家として表舞台に躍り出る。49歳で脳出血のため急死。

■作品について

戦後の混乱と頽廃の世相にさまよう人々の心に強く訴えかけた代表作。

主人《しゅじん》夫婦《ふうふ》は仕立屋《したてや》で町内《ちょうない》のお針《はり》の先生《せんせい》などもやり（それ故肺病《ゆえはいびょう》の息子《むすこ》を別《べつ》の小屋《こや》へ入《い》れたのだ）町会《ちょうかい》の役員《やくいん》などもやっている。間借《まが》りの娘《むすめ》は元来町会《がんらいちょうかい》の事務員《じむいん》だったが、町会事務所《ちょうかいじむしょ》に寝泊《ねとま》りしていて町会長《ちょうかいちょう》と仕立屋《したてや》を除《のぞ》いた他《ほか》の役員《やくいん》の全部《ぜんぶ》の者《もの》（十数人《じゅうすうにん》）と公平《こうへい》に関係《かんけい》を結《むす》んだそうで、そのうちの誰《だれ》かの種《たね》を宿《やど》したわけだ。

底本：「坂口安吾全集４」ちくま文庫、筑摩書房

ボケないための日常生活のヒント

『テレビを消して脳を休めよう』

現代社会は人工的な音があふれています。車や電車の音、テレビの音、家電などの電子音などなど。たまには自然の中で、川のせせらぎや風の音に耳をすましてみましょう。脳の疲労を取り、活性化させるのに大いに役立ちます。

【音読】【漢字ドリル】【なぞり書き／暗記書き】

【漢字ドリル】

□や○に漢字を書きましょう。

1 いくつかに分解された熟語を正しく組み立てて、元の熟語を当てましょう。

心 日 土
心 立

□□

火 目 言
木 火

□□

身　心　言

咸　寸

□□

2

▼▼▼の方向に読むと二字熟語ができるよう、○に共通する漢字を入れましょう。

必 ▼▼▼ ○
冬 ▼▼▼ ○
夏 ▶▶▶ ○
○ ▶▶▶ 福
○ ▼▼▼ 急
○ ▼▼▼ 難

解答

1　意志／相談／感謝

2　至

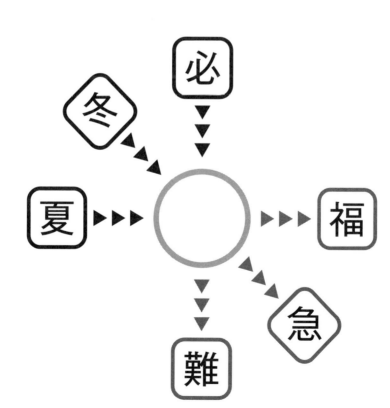

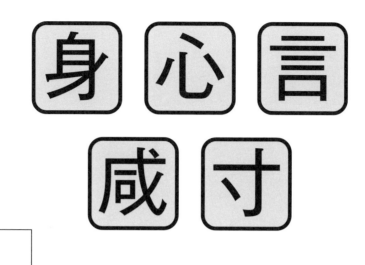

15 学問《がくもん》のすすめ

福沢 諭吉

「天《てん》は人《ひと》の上《うえ》に人《ひと》を造《つく》らず人《ひと》の下《した》に人《ひと》を造《つく》らず」と言《い》えり。されば天《てん》より人《ひと》を生《しょう》ずるには、万人《ばんにん》は万人《ばんにん》みな同《おな》じ位《くらい》にして、生《う》まれながら貴賤上下《きせんじょうげ》の差別《さべつ》なく、万物《ばんぶつ》の霊《れい》たる身《み》と心《こころ》との働《はたら》きをもって天地《てんち》の間《あいだ》にあるよろずの物《もの》を資《と》り、もって衣食住《いしょくじゅう》の用《よう》を達《たっ》し、自由自在《じゆうじざい》、互《たが》いに人《ひと》の妨《さまた》げをなさずしておのおの安楽《あんらく》にこの世《よ》を渡《わた》らしめ給《たま》うの趣意《しゅい》なり。されども今《いま》、広《ひろ》くこの人間世界《にんげんせかい》を見渡《みわた》すに、かしこき人《ひと》あり、おろかなる人《ひと》あり、貧《まず》しきもあり、富《と》めるもあり、貴人《きじん》もあり、下人《げにん》もありて、その有様《ありさま》雲《くも》と泥《どろ》との相違《そうい》

■ 作者について

福澤 諭吉
（ふくざわ ゆきち）
1835年～1901年

幕末から明治中期の日本を代表する開明的思想家、教育家。大坂出身。1860年に、勝海舟を指揮官とする幕府の軍艦咸臨丸で渡米。また1862年、幕府の遣外使節に随行し、欧州各国の事情・歴史・思想を学び、その経験をもとに『西洋事情』を著した。慶應義塾の創設者であり、専修学校（後の専修大学）、商法講習所（後の一橋大学）、伝染病研究所の創設にも尽力した。68歳で死去。

あるに似《に》たるはなんぞや。その次第《しだい》はなはだ明《あき》らかなり。『実語教《じつごきょう》』に、「人学《ひとまな》ばざれば智《ち》なし、智《ち》なき者《もの》は愚人《ぐじん》なり」とあり。されば賢人《けんじん》と愚人《ぐじん》との別《べつ》は学《まな》ぶと学《まな》ばざるとによりてできるものなり。また世《よ》の中《なか》にむずかしき仕事《しごと》もあり、やすき仕事《しごと》もあり。そのむずかしき仕事《しごと》をする者《もの》を身分重《みぶんおも》き人《ひと》と名《な》づけ、やすき仕事《しごと》をする者《もの》を身分軽《みぶんかる》き人《ひと》という。すべて心《こころ》を用《もち》い、心配《しんぱい》する仕事《しごと》はむずかしくして、手足《てあし》を用《もち》うる力役《りきえき》はやすし。

■作品について

身分の上下、貧富の隔てなく学問が重要であること、それによって「一身の独立」「一国の独立」が得られることを説いた。

底本：「日本の名著33　福沢諭吉」中公バックス、中央公論社

ボケないための日常生活のヒント

『栄養不足に要注意』

寝ている間も呼吸をしたり、体温調整をしたりと、体は休まず働いています。寝ている間に失われたエネルギーを補うのが朝食です。栄養不足になると脳が働かなくなり、認知症を確実に呼び起こします。バランスのよい朝食をしっかり食べましょう。

【漢字ドリル】

□に漢字を書きましょう。

① 原稿の□□《しっぴつ》を依頼する。

② □《はる》か昔の出来事。

③ 未来を□□《よそく》する。

④ 窃盗犯が□□《たいほ》された。

⑤ □□《じゅくせい》された日本酒。

⑥ □□《しゅじゅつ》を受ける。

⑦ 規制の□□《かんわ》を求める。

⑧ □□《こうし》戸を開ける。

⑨ 風船を□《ふく》らませる。

⑩ □□《らいひん》の祝辞。

解答
① 執筆 ② 遥 ③ 予測 ④ 逮捕 ⑤ 熟成
⑥ 手術 ⑦ 緩和 ⑧ 格子 ⑨ 膨 ⑩ 来賓

【漢字ドリル】

四字熟語を完成させましょう。

① □《し》□《よう》末節《まっせつ》
（本質から外れた、ささいな部分）

② 気宇《きう》□《そう》□《だい》
（発想や、物事に対する心構えが大きくてりっぱなこと）

③ 面目《めんもく》□《やく》□《じょ》
（世間の評価にふさわしい活躍をしていて生き生きしている。または世間の評価が高まるさま）

④ □《じ》□《じょう》自縛《じばく》
（自らの言動や行為などにより、身動きがとれなくなること）

⑤ 換骨《かんこつ》□《だっ》□《たい》
（他人の表現や着想を取り入れ自分のものを作り出すこと）

⑥ □《てい》□《しょう》微吟《びぎん》
（小さな声で詩歌を歌うこと）

⑦ □《れい》□《かん》三斗《さんと》
（非常に恥ずかしい思いをしたり、恐ろしい思いをすること）

⑧ □《ぎ》□《しん》暗鬼《あんき》
（疑う心の強いあまり、何でもないことにまで不安に感じること）

⑨ 自画《じが》□《じ》□《さん》
（自分で自分のしたことを褒めること）

⑩ 痛定《つうてい》□《し》□《つう》
（痛みがおさまってから、痛みを振り返る。失敗を反省し今後に備える）

解答
①枝葉 ②壮大 ③躍如 ④自縄 ⑤奪胎
⑥低唱 ⑦冷汗 ⑧疑心 ⑨自賛 ⑩思痛

16 武蔵野《むさしの》

国木田 独歩

今《いま》より三年前《さんねんまえ》の夏《なつ》のことであった。自分《じぶん》はある友《とも》と市中《しちゅう》の寓居《ぐうきょ》(1)を出《い》でて三崎町《みさきちょう》の停車場《ていしゃば》から境《さかい》まで乗《の》り、そこで下《お》りて北《きた》へ真直《まっすぐ》に四五丁《しごちょう》ゆくと桜橋《さくらばし》という小《ちい》さな橋《はし》がある、それを渡《わた》ると一軒《いっけん》の掛茶屋《かけぢゃや》がある、この茶屋《ちゃや》の婆《ばあ》さんが自分《じぶん》に向《む》かって、「今時分《いまじぶん》、何《なに》にしに来《き》ただア」と問《と》うたことがあった。

自分《じぶん》は友《とも》と顔見《かおみ》あわせて笑《わら》って、「散歩《さんぽ》に来《き》たのよ、ただ遊《あそ》びに来《き》たのだ」と答《こた》えると、婆《ばあ》さんも笑《わら》って、それもばかにしたような笑《わら》いかたで、「桜《さくら》は春咲《はるさ》くこと知《し》らね

■作者について

国木田 独歩
（くにきだ どっぽ）
1871年～1908年
詩人、小説家。千葉県出身。東京専門学校（現早稲田大学）中退。新聞記者を経て、田山花袋、柳田国男らと知り合い『独歩吟』を発表。詩、小説を書いたが、次第に小説に専心。『武蔵野』『牛肉と馬鈴薯』などの浪漫的な作品の後、『春の鳥』『竹の木戸』などで自然主義文学の先駆とされる。また現在も続いている雑誌『婦人画報』の創刊者でもある。38歳で死去。

■作品について

えだね」といった。そこで自分《じぶん》は夏《なつ》の郊外《こうがい》の散歩《さんぽ》のどんなにおもしろいかを婆《ばあ》さんの耳《みみ》にも解《わか》るように話《はな》してみたがむだであった。東京《とうきょう》の人《ひと》はのんきだという一語《いちご》で消《け》されてしまった。自分《じぶん》らは汗《あせ》をふきふき、婆《ばあ》さんが剥《む》いてくれる甜瓜《まくわうり》を喰《く》い、茶屋《ちゃや》の横《よこ》を流《なが》れる幅一尺《はばいっしゃく》ばかりの小《ちい》さな溝《みぞ》で顔《かお》を洗《あら》いなどして、そこを立《た》ち出《い》でた。この溝《みぞ》の水《みず》はたぶん、小金井《こがねい》の水道《すいどう》から引《ひ》いたものらしく、よく澄《す》んでいて、青草《あおくさ》の間《あいだ》を、さも心地《ここち》よさそうに流《なが》れて、おりおりこぼこぼと鳴《な》っては小鳥《ことり》が来《き》て翼《つばさ》をひたし、喉《のど》を湿《うる》おすのを待《ま》っているらしい。

底本：「日本文学全集12　国木田独歩　石川啄木集」集英社

独歩27歳の時に「国民之友」に発表。二葉亭四迷の訳によるツルゲーネフの「あひゞき」に影響され書かれた小説。発表時は、『今の武蔵野』、後に『武蔵野』と改題された。

(1) 寓居　仮住まい

ボケないための日常生活のヒント

『納豆を食べよう』

朝食にはパンよりごはんがおすすめです。納豆、オクラ、長芋などネバネバしたものをいっしょに取るとより効果的です。これらに含まれるムチンが、血液中に急激にブドウ糖が入るのを防いでくれます。納豆は血液をサラサラにする働きもあります。

【なぞり書き】

文章をなぞって書きましょう。

今より三年前の夏のことであった。自分はある友と市中の寓居を出でて三崎町の停車場から境まで乗り、そこで下りて北へ真直に四五丁ゆくと桜橋という小さな橋がある、それを渡ると一軒の掛茶屋がある、

【暗記書き】

右で書いた文章を覚えて書きましょう。

17 舞《まい》姫《ひめ》

森 鷗外

石炭《せきたん》をば早《は》や積《つ》み果《は》てつ。中等室《ちゅうとうしつ》の卓《つくえ》のほとりはいと静《しずか》にて、⑴熾熱燈《しねつとう》の光《ひかり》の晴《は》れがましきも徒《いたづら》なり。今宵《こよい》は夜毎《よごと》にこゝ《(こ)》に集《つど》ひ《(い)》来《く》る骨牌《カルタ》仲間《なかま》も「ホテル」に宿《やど》りて、舟《ふね》に残《のこ》れるは余《よ》一人《ひとり》のみなれば。

五年前《いつとせまえ》の事《こと》なりしが、平生《ひごろ》の望《のぞみ》足《た》りて、洋行《ようこう》の官命《かんめい》を蒙《こうむ》り、このセイゴンの港《みなと》まで来《こ》し頃《ころ》は、目《め》に見《み》るもの、耳《みみ》に聞《き》くもの、一《ひと》つとして新《あらた》ならぬはなく、筆《ふで》に任《まか》せて書《か》き記《しる》しつる紀行文《きこうぶん》日《ひ》ごとに幾千言《いくせんごん》をかなしけむ、当時《とうじ》の新聞《しんぶん》に載《の》せられて、世《よ》の人《ひと》にもてはやされしかど、今日《こんにち》になりて

■作者について

森 鷗外
（もり おうがい）
1862年〜1922年
小説家、評論家、翻訳家、劇作家、陸軍軍医、官僚。島根県出身。東京大学医学部卒業。第一次世界大戦以降、夏目漱石と並ぶ文豪と称される。60歳で死去。代表作『舞姫』、『ヰタ・セクスアリス』、『雁』、『山椒大夫』、『高瀬舟』など。

■作品について

森鷗外が1884年から4年間ドイツへ医学を学ぶために留学した時の体験をもとに書かれた短編小説。1890年に『国民之友』に発表。

おもへば、穉《おさな》き思想《しそう》、身《み》の程知《ほどし》らぬ放言《ほうげん》、さらぬも尋常《よのつね》の動植金石《どうしょくきんせき》、さては風俗《ふうぞく》などをさへ《(え)》珍《めずら》しげにしるしゝ《(し)》を、心《こころ》ある人《ひと》はいかにか見《み》けむ。こたびは途《と》に上《のぼ》りしとき、日記《にき》ものせむ《(ん)》とて買《か》ひ《(い)》し冊子《さっし》もまだ白紙《はくし》のまゝ《(ま)》なるは、独逸《ドイツ》にて物学《ものまな》びせし間《ま》に、一種《いっしゅ》の「(2)ニル、アドミラリイ」の気象《きしょう》をや養《やしな》ひ得《え》たりけむ、あらず、これには別《べつ》に故《ゆえ》あり。

げに東《ひんがし》に還《かえ》る今《いま》の我《われ》は、西《にし》に航《こう》せし昔《むかし》の我《われ》ならず、学問《がくもん》こそ猶《なお》心《こころ》に飽《あ》き足《た》らぬところも多《おお》かれ、浮世《うきよ》のうきふしをも知《し》りたり、人《ひと》の心《こころ》の頼《たの》みがたきは言《い》ふも更《さら》なり、われとわが心《こころ》さへ変《かわ》り易《やす》きをも悟《さと》り得《え》たり。

底本：「現代日本文學大系 7」筑摩書房

(1) 熾熱燈　アーク灯のこと。アーク放電またはその電極で発光するランプをいう。

(2) ニル、アドミラリイ　ラテン語。何事にも驚かないこと。無感動。

ボケないための日常生活のヒント

『ニンニク、キャベツ、大豆を食べよう』

アメリカの国立がん研究所の調査によると、ニンニク、キャベツ、大豆、ショウガ、ニンジン、セロリなどが、がん予防効果の高い食品の上位に選ばれました。どれも簡単に手に入るものばかりです。ぜひ日常の食事に取り入れてください。

【漢字ドリル】

□に漢字を書きましょう。

① ウサギを□□《しいく》する。

② □□《ますい》注射をする。

③ 出世して大□□《ふごう》になる。

④ 銀行から□□《ゆうし》を受ける。

⑤ 敵の力を□《あなど》る。

⑥ 凶悪な□□《はんざい》。

⑦ 事実を□□《こい》に曲げて伝える。

⑧ □□《ひみつ》を守る。

⑨ 図書館にカフェを□□《へいせつ》する。

⑩ ネットで本を□□《こうにゅう》する。

解答
① 飼育 ② 麻酔 ③ 富豪 ④ 融資 ⑤ 侮
⑥ 犯罪 ⑦ 故意 ⑧ 秘密 ⑨ 併設 ⑩ 購入

【漢字ドリル】

同じ読みで意味が異なる熟語を書きましょう。

① 大臣が□□《こうてつ》される。
□□《こうてつ》のような固い意思。

② 彼はとても□□《そうけん》な人だ。
未来は若者の□□《そうけん》にかかっている。

③ 古代の□□《いせき》を訪れる。
海外のチームに□□《いせき》する。

④ 工夫を□《こ》らす。
悪者を□《こ》らしめる。

⑤ □《つつし》んで申し上げる。
暴飲暴食を□《つつし》む。

解答 ①更迭・鋼鉄 ②壮健・双肩 ③遺跡・移籍 ④凝・懲 ⑤謹・慎

18 黒死館殺人事件《こくしかんさつじんじけん》

小栗 虫太郎

聖《セント》アレキセイ寺院《じいん》の殺人事件《さつじんじけん》に法水《のりみず》が解決《かいけつ》を公表《こうひょう》しなかったので、そろそろ迷宮入《めいきゅうい》りの噂《うわさ》が立《た》ちはじめた十日目《とおかめ》のこと、その日《ひ》から捜査関係《そうさかんけい》の主脳部《しゅのうぶ》は、ラザレフ殺害《さつがい》者《しゃ》の追求《ついきゅう》を放棄《ほうき》しなければならなくなった。と云《い》うのは、四百年《よんひゃくねん》の昔《むかし》から纏綿《てんめん》としていて、臼杵耶蘇会神学林《うすきジェスイットセミナリオ》以来の神聖家族《しんせいかぞく》と云《い》われる降矢木《ふりやぎ》の館《やかた》に、突如真黒《とつじょまっくろ》い風《かぜ》みたいな毒殺者《どくさつしゃ》の彷徨《ほうこう》が始《はじ》まったからであった。その、通称黒死館《つうしょうこくしかん》と呼《よ》ばれる降矢木《ふりやぎ》の館《やかた》には、いつか必《かなら》ずこういう不思議《ふしぎ》な恐怖《きょうふ》が起《おこ》らずにはいまいと噂《うわさ》されていた。勿論《もちろん》そういう臆《おく》

■作者について
小栗 虫太郎
（おぐり むしたろう）
1901年～1946年
推理作家。東京都出身。32歳のときに、『完全犯罪』を雑誌「新青年」に発表し、一躍流行作家に。西洋神秘思想と江戸情趣が渾然一体となった独特の衒学趣味を鏤めた作風で一世を風靡した。46歳のとき、脳溢血のため死去。

■作品について
推理小説の三大奇書の一つと言われる代表作。

測《そく》を生《う》むについては、ボスフォラス(1)以東《いとう》にただ一《ひと》つしかないと云《い》われる降矢木家《ふりやぎけ》の建物《たてもの》が、明《あき》らかに重大《じゅうだい》な理由《りゆう》の一《ひと》つとなっているのだった。その豪壮《ごうそう》を極《きわ》めたケルト・ルネサンス式《しき》の城館《シャトウ》を見慣《みな》れた今日《こんにち》でさえも、尖塔《せんとう》や櫓楼《やぐらろう》の量《りょう》線《せん》からくる奇異《ふしぎ》な感覚《かんかく》——まるでマッケイの古《ふる》めかしい地《ち》理本《りぼん》の挿画《そうが》でも見《み》るような感《かん》じは、いつになっても変《かわ》らないのである。けれども、明治十八年建設当初《めいじじゅうはちねんけんせつとうしょ》に、河鍋暁斎《かわなべきょうさい》や落合芳幾《おちあいよしいく》をしてこの館《やかた》の点睛《てんせい》に竜宮《りゅうぐう》の乙姫《おとひめ》を描《えが》かせたほどの綺《きら》びやかな眩惑《げんわく》は、その後星《あとほし》の移《うつ》るとともに薄《うす》らいでしまった。

底本：「黒死館殺人事件」現代教養文庫、社会思想社

(1) ボスフォラス　ボスポラス海峡。

ボケないための日常生活のヒント

『背の青い魚を食べよう』

イワシやサバ、ニシンなど、背の青い魚は、動脈硬化を防ぎ、心臓病や脳卒中のリスクを減らす栄養素、EPA（エイコサペンタエン酸）やDHA（ドコサヘキサエン酸）が豊富です。新鮮なものなら、栄養素が損なわれにくい生食がベターです。

【なぞり書き】

文章をなぞって書きましょう。

聖アレキセイ寺院の殺人事件に法水が解決を公表しなかったので、そろそろ迷宮入りの噂が立ちはじめた十日目のこと、その日から捜査関係の主脳部は、ラザレフ殺害者の追求を放棄しなければならなくなった。

【暗記書き】

右で書いた文章を覚えて書きましょう。

19 蒲《ふ》団《とん》

田山 花袋

小石川《こいしかわ》の切支丹坂《きりしたんざか》から極楽水《ごくらくすい》に出《で》る道《みち》のだらだら坂《さか》を下《お》りようとして渠《かれ》は考《かんが》えた。「これで自分《じぶん》と彼女《かのじょ》との関係《かんけい》は一段落《いちだんらく》を告《つ》げた。三十六《さんじゅうろく》にもなって、子供《こども》も三人《さんにん》あって、あんなことを考《かんが》えたかと思《おも》うと、馬鹿々々《ばかばか》しくなる。けれど……けれど……本当《ほんとう》にこれが事実《じじつ》だろうか。あれだけの愛情《あいじょう》を自身《じしん》に注《そそ》いだのは単《たん》に愛情《あいじょう》としてのみで、恋《こい》ではなかったろうか」

数多《かずおお》い感情《かんじょう》ずくめの手紙《てがみ》――二人《ふたり》の関係《かんけい》はどうしても尋《じん》常《じょう》ではなかった。妻《つま》があり、子《こ》があり、世間《せけん》があり、師弟《してい》

■作者について

田山 花袋
（たやま かたい）
1871年～1930年
小説家。群馬県に生まれる。江見水蔭の門下。自然主義的な作品『重右衛門の最後』によって文壇に認められた。60歳で死去。代表作『蒲団』『田舎教師』『白夜』など。

■作品について

35歳の時に書かれた、中年作家の女弟子への複雑な感情を描いた作品で、のちの私小説の出発点となった。

の関係《かんけい》があればこそ敢《あえ》て烈《はげ》しい恋《こい》に落《お》ちなかったが、語《かた》り合《あ》う胸《むね》の轟《とどろき》、相見《あいみ》る眼《め》の光《ひかり》、その底《そこ》には確《たし》かに凄《すさま》じい暴風《あらし》が潜《ひそ》んでいたのである。機会《きかい》に遭遇《でっくわ》しさえすれば、その底《そこ》の底《そこ》の暴風《ぼうふう》は忽《たちま》ち勢《いきおい》を得《え》て、妻子《さいし》も世間《せけん》も道徳《どうとく》も師弟《してい》の関《かん》係《けい》も一挙《いっきょ》にして破《やぶ》れて了《しま》うであろうと思《おも》われた。少《すくな》くとも男《おとこ》はそう信《しん》じていた。それであるのに、二三日来《にさんにちらい》のこの出《で》来事《きごと》、これから考《かんが》えると、女《おんな》は確《たし》かにその感情《かんじょう》を偽《いつわ》り売《う》ったのだ。自分《じぶん》を欺《あざむ》いたのだと男《おとこ》は幾度《いくたび》も思《おも》った。けれど文《ぶん》学者《がくしゃ》だけに、この男《おとこ》は自《みずか》ら自分《じぶん》の心理《しんり》を客観《きゃっかん》するだけの余《よ》裕《ゆう》を有《も》っていた。

底本：「蒲団・重右衛門の最後」新潮文庫、新潮社

ボケないための日常生活のヒント

『朝食にサケを食べよう』

サケには、老化の原因となる活性酸素を抑えるアスタキサンチンが多く含まれていて、アンチエイジングには最強の魚です。また、ビタミンA、B_2、D、Eなどのビタミン類やEPA、DHAも豊富ですので、生活習慣病予防にも最適です。

【漢字ドリル】

□に漢字を書きましょう。

① 学生□《りょう》で暮らす。

② □□□《うえきばち》に花を植える。

③ □□《ふうりん》の音が聞こえる。

④ この敗北は□□《つうこん》の極みだ。

⑤ 部屋に絵を□《かざ》る。

⑥ 作業を□□《ちゅうだん》する。

⑦ □□《かせつ》住宅の建設。

⑧ 車の□□《しじょう》をする。

⑨ 情け□□《ようしゃ》がない。

⑩ 経験の□□《うむ》は問わない。

解答
①寮 ②植木鉢 ③風鈴 ④痛恨 ⑤飾
⑥中断 ⑦仮設 ⑧試乗 ⑨容赦 ⑩有無

【漢字ドリル】

①～⑤は、反対の意味になる熟語を、
⑥～⑩は、似た意味になる熟語を完成させましょう。

① 直面 ⇔ □避

② 許可 ⇔ □止

③ 借用 ⇔ 返□

④ 憶測 ⇔ □信

⑤ 包含 ⇔ 除□

⑥ 赤字 ＝ 欠□

⑦ 友好 ＝ □善

⑧ 却下 ＝ □却

⑨ 変更 ＝ 修□

⑩ 冷静 ＝ 沈□

解答
①回　②禁　③却　④確　⑤外
⑥損　⑦親　⑧棄　⑨正　⑩着

20 セメント樽《だる》の中《なか》の手紙《てがみ》

葉山 嘉樹

松戸与三《まつどよぞう》はセメントあけをやっていた。外《そと》の部分《ぶぶん》は大《たい》して目立《めだ》たなかったけれど、頭《あたま》の毛《け》と、鼻《はな》の下《した》は、セメントで灰色《はいいろ》に蔽《おお》われていた。彼《かれ》は鼻《はな》の穴《あな》に指《ゆび》を突《つ》っ込《こ》んで、鉄筋《てっきん》コンクリートのように、鼻毛《はなげ》をしゃちこばらせている、コンクリートを除《と》りたかったのだが一分間《いっぷんかん》に十才《じっさい》ずつ吐《は》き出《だ》す、コンクリートミキサーに、間《ま》に合《あ》わせるためには、とても指《ゆび》を鼻《はな》の穴《あな》に持《も》って行《い》く間《ま》はなかった。

彼《かれ》は鼻《はな》の穴《あな》を気《き》にしながら遂々十一時間《とうとうじゅういちじかん》、――その間《あいだ》に昼飯《ひるめし》と三時休《さんじやす》みと二度《にど》だけ休《やす》みがあったんだが、昼《ひる》の時《とき》は

■ **作者について**

葉山 嘉樹
（はやま よしき）
1894年～1945年

小説家。福岡生まれ。早稲田大学中退後、労働運動にはいり職を転々とする。雑誌「文芸戦線」に参加し、『淫売婦』『セメント樽の中の手紙』を発表し、プロレタリア文学初期の代表的作家となった。小林多喜二にも大きな影響を与えた。52歳で死去。代表作『海に生くる人々』など。

■ **作品について**

作家としての地位を確立させた代表作の一つ。セメント樽の中から出てきた

腹《はら》の空《す》いてる為《た》めに、も一《ひと》つはミキサーを掃除《そうじ》していて暇《ひま》がなかったため、遂々《とうとう》鼻《はな》にまで手《て》が届《とど》かなかった――の間《あいだ》、鼻《はな》を掃除《そうじ》しなかった。彼《かれ》の鼻《はな》は石膏細工《せっこうざいく》の鼻《はな》のように硬化《こうか》したようだった。

彼《かれ》が仕舞時分《しまいじぶん》に、ヘトヘトになった手《て》で移《うつ》した、セメントの樽《たる》から小《ちい》さな木《き》の箱《はこ》が出《で》た。

「何《なん》だろう？」と彼《かれ》はちょっと不審《ふしん》に思《おも》ったが、そんなものに構《かま》って居《い》られなかった。彼《かれ》はシャヴルで、セメン桝《ます》にセメントを量《はか》り込んだ。

箱の中に入っていた手紙には衝撃的なことが書かれていた。

底本：「全集・現代文学の発見・第一巻　最初の衝撃」学芸書林

ボケないための日常生活のヒント

『肉もしっかり食べよう』

健康で長生きするためには、たんぱく質が不可欠です。肉を食べるとメタボになると思っている人が多いかもしれませんが、食事からたんぱく質を摂るには、魚よりも肉のほうが効率的です（特に牛肉）。3日に1回はぜひ肉も食べましょう。

【なぞり書き】

文章をなぞって書きましょう。

松戸与三はセメントあけをやってい
た。外の部分は大して目立たなかったけ
れど、頭の毛と、鼻の下は、セメントで
灰色に蔽われていた。彼は鼻の穴に指を
突っ込んで、鉄筋コンクリートのように、
鼻毛をしゃちこばらせている、

【暗記書き】

右で書いた文章を覚えて書きましょう。

21 ラプンツェル

グリム（中島 孤島訳）

むかしむかし夫婦者《ふうふもの》があって、永《なが》い間《あいだ》、小児《こども》が欲《ほ》しい、欲《ほ》しい、といい暮《くら》しておりましたが、やっとおかみさんの望《のぞ》みがかなって、神様《かみさま》が願《ねが》いをきいてくださいました。この夫婦《ふうふ》の家《うち》の後方《うしろ》には、小《ちい》さな窓《まど》があって、その直《す》ぐ向《むこ》うに、美《うつく》しい花《はな》や野菜《やさい》を一面《いちめん》に作《つく》った、きれいな庭《にわ》がみえるが、庭《にわ》の周囲《まわり》には高《たか》い塀《へい》が建廻《たてまわ》されているばかりでなく、その持主《もちぬし》は、恐《おそ》ろしい力《ちから》があって、世間《せけん》から怖《こわ》がられている一人《ひとり》の魔女《まじょ》でしたから、誰《たれ》一人《ひとり》、中《なか》へはいろうという者《もの》はありませんでした。

■作者について

グリム兄弟
兄ヤーコプ Jacob Grimm（1785～1863年）、弟ウィルヘルム Wilhelm Grimm（1786～1859年）ともにドイツの説話学の創始者。『グリム童話』『ドイツ語辞典』などを編集。

■作品について

『グリム童話』に収められた作品。髪長姫と訳されることもある。

魔女に高い塔に閉じ込められたラプンツェルは、塔から長い髪をたらしその髪を伝って塔に登ってきた王子様と出会う。

或《あ》る日《ひ》のこと、おかみさんがこの窓《まど》の所《ところ》へ立《た》って、庭《にわ》を眺《なが》めて居《い》ると、ふと美《うつく》しいラプンツェル（菜の一種、我が国のチシャに当る。）の生《は》え揃《そろ》った苗床《なえどこ》が眼《め》につきました。おかみさんはあんな青々《あおあお》した、新《あたら》しい菜《な》を食《た》べたら、どんなに旨《うま》いだろうと思《おも》うと、もうそれが食《た》べたくって、食《た》べたくって、たまらない程《ほど》になりました。それからは、毎日毎日《まいにちまいにち》、菜《な》の事《こと》ばかり考《かんが》えていたが、いくら欲《ほ》しがっても、迚《とて》も食《た》べられないと思《おも》うと、それが元《もと》で、病気《びょうき》になって、日増《ひまし》に痩《や》せて、青《あお》くなって行《ゆ》きます。

底本：「グリム童話集」冨山房

ボケない
ための
日常生活のヒント

『ごはんは最後に食べよう』

同じ量の食事でも、太りにくい食べ方があります。野菜など、食物繊維を先に、次に魚、肉。ごはんは最後に食べます。食物繊維を先に食べておくと、食物繊維が肉などの脂肪を吸着し、体の中に入るのを防いでくれるのです。

【漢字ドリル】

□に漢字を書きましょう。

1 いくつかに分解された熟語を正しく組み立てて、元の熟語を当てましょう。

日 日 日

立 月

□□

一 十 言

日 里

□□

2 それぞれの漢字には共通の部首を付けることができます。部首を答えましょう。

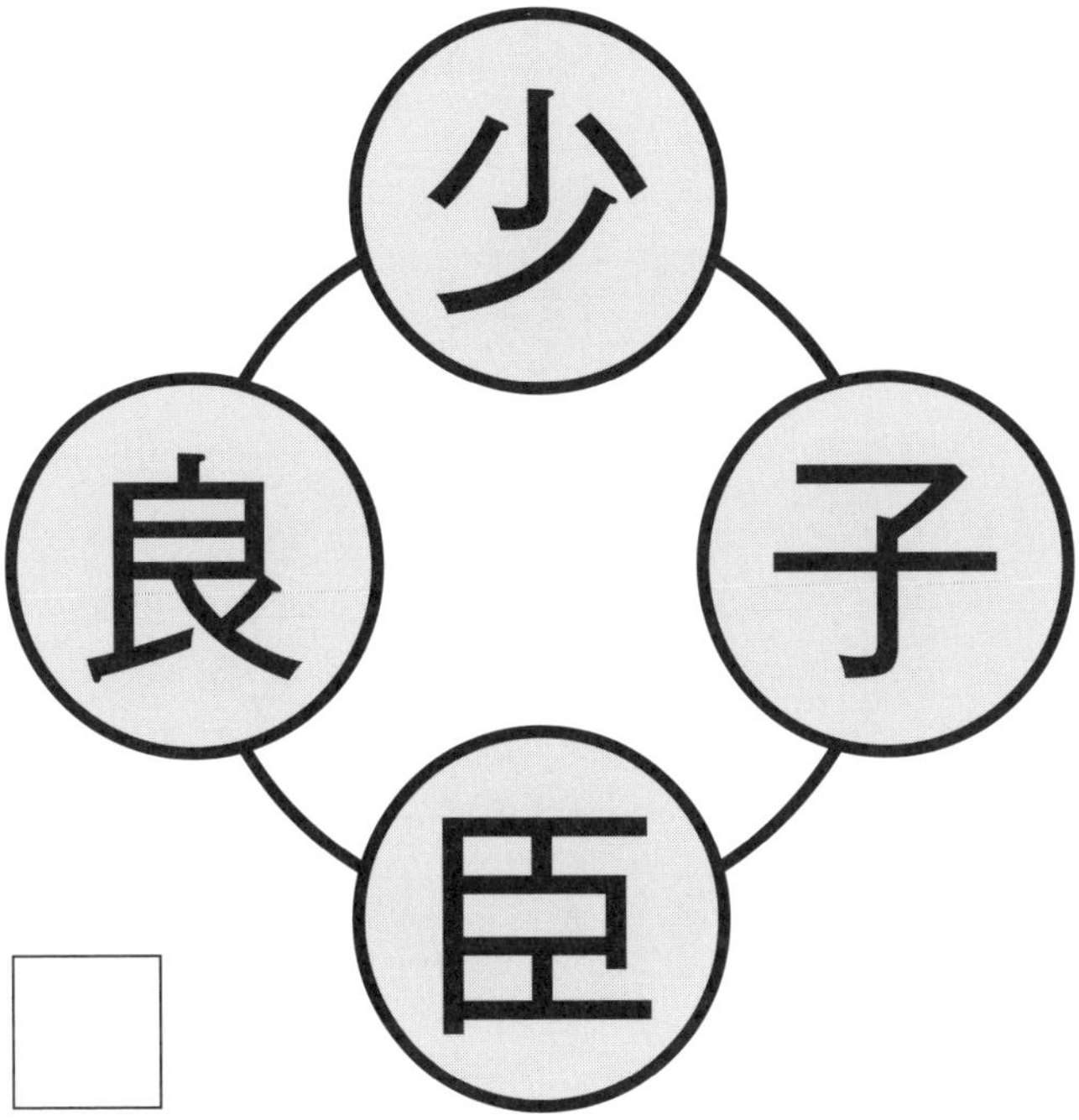

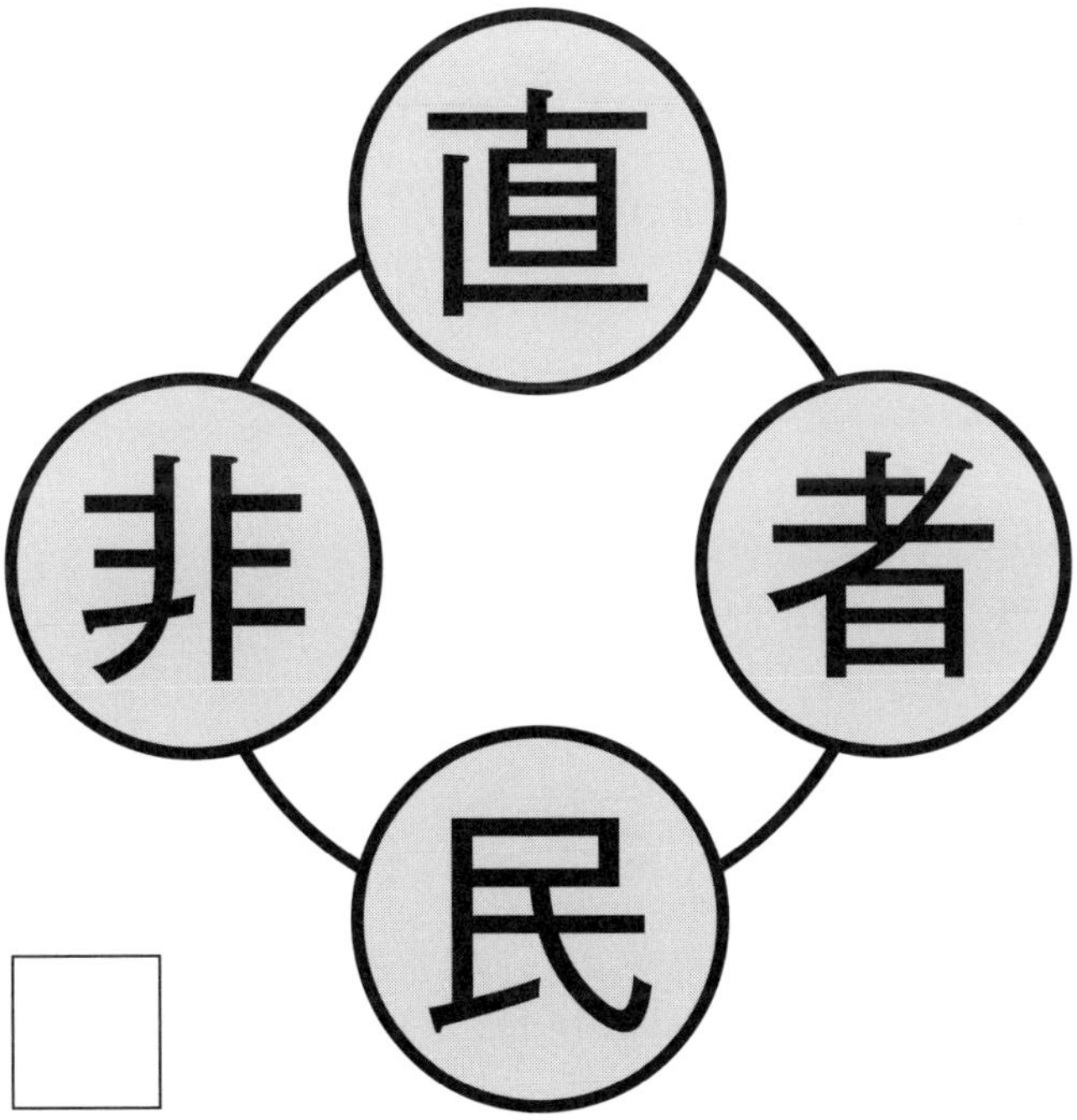

解答
1 明暗／計書
2 女／罒

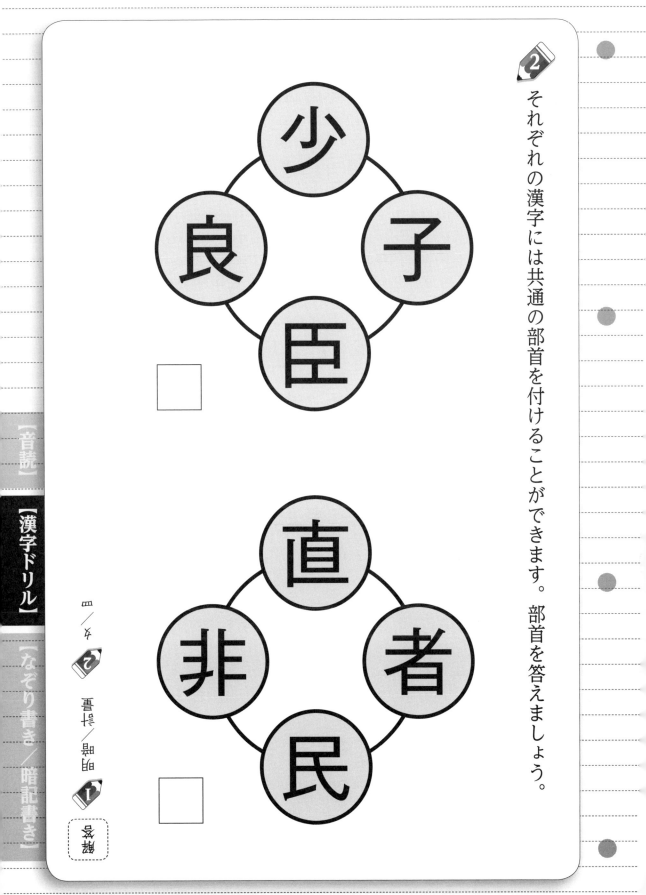

22 旅愁《りょしゅう》

横光利一

家《いえ》を取《と》り壊《こわ》した庭《にわ》の中《なか》に、白《しろ》い花《はな》をつけた杏《あんず》の樹《き》がただ一本《いっぽん》立《た》っている。復活祭《ふっかつさい》の近《ちか》づいた春寒《はるさむ》い風《かぜ》が河岸《かわぎし》から吹《ふ》く度《たび》に枝枝《えだえだ》が慄《ふる》えつつ弁《べん》を落《おと》していく。パッシイからセーヌ河《がわ》を登《のぼ》って来《き》た蒸気船《じょうきせん》が、芽《め》を吹《ふ》き立《た》てたプラターンの幹《みき》の間《あいだ》から物憂《ものう》げな汽缶《きかん》の音《おと》を響《ひび》かせて来《く》る。城砦《じょうさい》のような厚《あつ》い石《いし》の欄壁《らんへき》に肘《ひじ》をついて、さきから河《かわ》の水面《みなも》を見《み》降《お》ろしていた久慈《くじ》は石《いし》の冷《つめ》たさに手首《てくび》に鳥肌《とりはだ》が立《た》って来《き》た。

下《した》の水際《みずぎわ》の敷石《しきいし》の間《あいだ》から草《くさ》が萌《も》え出《だ》し、流《なが》れに揺《ゆ》れてい

■作者について

横光 利一
（よこみつ りいち）
1898年～1947年
小説家。福島県出身。早稲田大学中退。川端康成・片岡鉄兵らと「文芸時代」を創刊し、新感覚派運動の中心として活躍。のち心理主義に転じた。昭和10年純文学と通俗小説の融合をとなえた「純粋小説論」を発表。代表作『日輪』『上海』『機械』『旅愁』など。50歳で死去。

■作品について

11年の渡欧をきっかけに長編『旅愁』にとりかかったが、未完のまま死去。

る細《ほそ》い杭《くい》の周囲《しゅうい》にはコルクの栓《せん》が密集《みっしゅう》して浮《う》いている。

「どうも、お待《ま》たせして失礼《しつれい》。」

日本《にほん》にいる叔父《おじ》から手紙《てがみ》の命令《めいれい》でユダヤ人《じん》の貿易商《ぼうえきしょう》を訪問《ほうもん》して戻《もど》って来《き》た矢代《やしろ》は、久慈《くじ》の姿《すがた》を見《み》て近《ちか》よって来《く》ると云《い》った。二人《ふたり》は河岸《かわぎし》に添《そ》ってエッフェル塔《とう》の方《ほう》へ歩《ある》いていった。

「日本《にほん》の陶器会社《とうきがいしゃ》がテエランの陶器会社《とうきがいしゃ》から模造品《もぞうひん》を造《つく》ってくれと頼《たの》まれたので、造《つく》ってみたところが、本物《ほんもの》より良《よ》く出来《でき》たのでテエランの陶器会社《とうきがいしゃ》が潰《つぶ》れてしまったそうだ。」

底本：「旅愁　上」講談社文芸文庫、講談社

ボケないための日常生活のヒント

『野菜ジュースを週3回以上飲む』

新鮮な野菜や果物を毎日摂ることは健康長寿によいと知られています。面倒ならジュースを一杯飲みましょう。週3回以上飲む人と1回も飲まない人では、飲む人のほうが76％もアルツハイマー病のリスクが減るという調査結果も出ています。

【漢字ドリル】

□に漢字を書きましょう。

① 仲間と□《きょう》□《りょく》する。

② 今後の□《ほう》□《しん》を定める。

③ □《ほう》□《しょく》の時代。

④ 秘伝を□《さず》かる。

⑤ □《わん》□《きょく》した海岸線。

⑥ □《ふん》□《まつ》の薬。

⑦ □《ろ》□《かた》に車を止める。

⑧ □《ぼう》□《りょく》を許さない。

⑨ 審判から□《けい》□《こく》をうける。

⑩ 教育問題について□《とう》□《ろん》する。

解答
① 協力 ② 方針 ③ 飽食 ④ 授 ⑤ 湾曲
⑥ 粉末 ⑦ 路肩 ⑧ 暴力 ⑨ 警告 ⑩ 討論

【漢字ドリル】四字熟語を完成させましょう。

① 起《き》死《し》□《かい》□《せい》
（絶望的な状況を立て直し、一挙に勢いを盛り返すこと）

② 危《き》急《きゅう》□《そん》□《ぼう》
（生き残れるか死ぬかの瀬戸際のこと）

③ 明《めい》明《めい》□《はく》□《はく》
（はっきりとして疑わしいところが全くないさま）

④ 意《い》気《き》□《しょう》□《ちん》
（元気をなくすこと。しょげかえること）

⑤ 以《い》心《しん》□《でん》□《しん》
（文字や言葉を使わなくても、互いの心と心で通じ合うこと）

⑥ 要《よう》塞《さい》□《けん》□《ご》
（険しい地形に陣を敷き、外敵に対する備えの固いさま）

⑦ □《は》□《がん》一《いっ》笑《しょう》
（顔をほころばせ、ほほえむこと）

⑧ □《たん》□《とう》直《ちょく》入《にゅう》
（前置きなしに、いきなり本題に入り要点をつくさま）

⑨ 本《ほん》末《まつ》□《てん》□《とう》
（物事の根本的なことと、そうでないことを取り違えること）

⑩ 油《ゆ》断《だん》□《たい》□《てき》
（油断は大失敗を招くから、どんなものより恐るべき敵として気をつけよ）

解答
① 回生 ② 存亡 ③ 白白 ④ 消沈 ⑤ 伝心
⑥ 堅固 ⑦ 破顔 ⑧ 単刀 ⑨ 転倒 ⑩ 大敵

23 河童《かっぱ》

芥川 龍之介

僕《ぼく》は水《みず》ぎわの岩《いわ》に腰《こし》かけ、とりあえず食事《しょくじ》にとりかかりました。コオンド・ビイフの罐《かん》を切《き》ったり、枯《か》れ枝《えだ》を集《あつ》めて火《ひ》をつけたり、――そんなことをしているうちにかれこれ十分《じっぷん》はたったでしょう。その間《あいだ》にどこまでも意地《いじ》の悪《わる》い霧《きり》はいつかほのぼのと晴《は》れかかりました。僕《ぼく》はパンをかじりながら、ちょっと腕時計《うでどけい》をのぞいてみました。時刻《じこく》はもう一時二十分《いちじにじっぷん》過《す》ぎです。が、それよりも驚《おどろ》いたのは何《なに》か気《き》味《み》の悪《わる》い顔《かお》が一《ひと》つ、円《まる》い腕時計《うでどけい》の硝子《ガラス》の上《うえ》へちらりと影《かげ》を落《お》としたことです。僕《ぼく》は驚《おどろ》いてふり返《かえ》りました。すると、

■作者について

芥川 龍之介
（あくたがわ りゅうのすけ）
1892年～1927年
8ページ参照

■作品について

1927年に総合雑誌『改造』誌上に発表。人間社会を痛烈に風刺した晩年の代表作。

――僕《ぼく》が河童《かっぱ》というものを見《み》たのは実《じつ》にこの時《とき》がはじめてだったのです。僕《ぼく》の後《うし》ろにある岩《いわ》の上《うえ》には画《え》にあるとおりの河童《かっぱ》が一匹《いっぴき》、片手《かたて》は白樺《しらかば》の幹《みき》を抱《かか》え、片手《かたて》は目《め》の上《うえ》にかざしたなり、珍《めずら》しそうに僕《ぼく》を見《み》おろしていました。僕《ぼく》は呆《あ》っ気《け》にとられたまま、しばらくは身動《みうご》きもしずにいました。河童《かっぱ》もやはり驚《おどろ》いたとみえ、目《め》の上《うえ》の手《て》さえ動《うご》かしません。そのうちに僕《ぼく》は飛《と》び立《た》つが早《はや》いか、岩《いわ》の上《うえ》の河童《かっぱ》へおどりかかりました。同時《どうじ》にまた河童《かっぱ》も逃《に》げ出《だ》しました。いや、おそらくは逃《に》げ出《だ》したのでしょう。

底本：「河童・或る阿呆の一生」旺文社文庫、旺文社

ボケないための日常生活のヒント

『新芽を食べよう』

カイワレ大根、もやし、発芽玄米、ブロッコリーの新芽、そばの新芽、タケノコ、ダイコンなどの新芽は、植物の発芽に必要な栄養素がたっぷり含まれています。また強い抗がん作用のあるスルフォラファンも豊富。ぜひ積極的に食べましょう。

【なぞり書き】

文章をなぞって書きましょう。

僕は水ぎわの岩に腰かけ、とりあえず食事にとりかかりました。コオンド・ビイフの罐を切ったり、枯れ枝を集めて火をつけたり、――そんなことをしているうちにかれこれ十分はたったでしょう。

【暗記書き】

右で書いた文章を覚えて書きましょう。

24 真《しん》珠《じゅ》夫《ふ》人《じん》

菊池寛

汽《き》車《しゃ》が大船《おおふな》を離《はな》れた頃《ころ》から、信一郎《しんいちろう》の心《こころ》は、段々《だんだん》烈《はげ》しくなつ《（っ）》て行《い》く焦燥《もどか》しさで、満《み》たされてゐ《（い）》た。国府津迄《こうづまで》の、まだ五《いつ》つも六《むっ》つもある駅毎《えきごと》に、汽車《きしゃ》が小刻《こきざ》みに、停車《ていしゃ》せねばならぬことが、彼《かれ》の心持《こころもち》を可《か》なり、いら立《だ》たせてゐ《（い）》るのであつ《（っ）》た。

彼《かれ》は、一刻《いっこく》も早《はや》く静子《しずこ》に、会《あ》ひ《（い）》たかつ《（っ）》た。そして彼《かれ》の愛《あい》撫《ぶ》に、渇《かつ》ゑ《（え）》てゐ《（い）》る彼女《かのじょ》を、思《おも》ふ《（う）》さま、いたは《（わ）》つ《（っ）》てやりたかつた。

時《とき》は六月《ろくがつ》の初《はじめ》であつた。汽《き》車《しゃ》の線路《せんろ》に添《そ》うて、潮《しお》のやう《（よ）》

■作者について

菊池 寛
（きくち かん）
1888年〜1948年
小説家・劇作家。香川県出身。京都帝大卒。第三次・第四次「新思潮」同人。文芸家協会の設立に尽力し、雑誌「文芸春秋」を創刊。のち、芥川賞・直木賞を制定した。61歳で死去。代表作『父帰る』『無名作家の日記』『恩讐の彼方に』『真珠夫人』など。

■作品について

1920年に大阪毎日新聞、東京日々新聞に連載された。その後、数回にわたり映画、テレビドラマ化されている。

に起伏《きふく》してゐ《(い)》る山《やま》や森《もり》の緑《みどり》は、少年《しょうねん》のやう《(よ)》な若々《わかわか》しさを失《うしな》つ《(つ)》て、むつ《(つ)》とするやう《(よ)》なあくどさで車窓《しゃそう》に迫《せま》つ《(つ)》て来《き》てゐ《(い)》た。たゞ《(だ)》、所々《ところどころ》植付《うえつ》けられたばかりの早苗《さなえ》が、軽《かる》いほのぼのとした緑《みどり》を、初夏《しょか》の風《かぜ》の下《した》に、漂《ただよ》は《(わ)》せてゐ《(い)》るのであつた。常《つね》ならば、箱根《はこね》から伊豆半島《いずはんとう》の温泉《おんせん》へ、志《こころ》ざす人々《ひとびと》で、一杯《いっぱい》になつ《(つ)》てゐ《(い)》る筈《はず》の二等室《にとうしつ》も、春《はる》と夏《なつ》との間《あいだ》の、湯治《とうじ》には半端《はんぱ》な時節《じせつ》であるのと、一週間《いっしゅうかん》ばかり雨《あめ》が、降《ふ》り続《つづ》いた揚句《あげく》である為《ため》とで、それらしい乗客《じょうきゃく》の影《かげ》さへ《(え)》見《み》えなかつ《(つ)》た。

底本：「菊池寛全集　第五巻」高松市菊池寛記念館刊行、文藝春秋発売「菊池寛全集　第六巻」中央公論社

ボケないための日常生活のヒント

『ビタミンEは食品から摂ろう』

ビタミンEは、老化の原因となる体の酸化を防ぎます。また、アルツハイマー病の予防にも効果があることが、調査からわかっています。しかも、サプリからではなく、野菜や果物から摂ったビタミンEでないと効果がないこともわかっています。

【漢字ドリル】

□に漢字を書きましょう。

①□□《ねんがん》の夢が叶う。

②旧メンバーを□□《いっそう》する。

③部下の退職を□□《いりゅう》する。

④文学作品を□□《じゅくどく》する。

⑤非難されても□《かま》わない。

⑥遊園地で□□《かんらん》車に乗る。

⑦□□《ばくまつ》の志士。

⑧重要な情報を□□《ひとく》する。

⑨大根を□□《たんざく》形に切る。

⑩□□《ひじょう》な仕打ち。

解答
①念願 ②一掃 ③慰留 ④熟読 ⑤構
⑥観覧 ⑦幕末 ⑧秘匿 ⑨短冊 ⑩非情

【漢字ドリル】

同じ読みで意味が異なる熟語を書きましょう。

① 大学で□《こう》□《ぎ》をうける。
税金の値上げに□《こう》□《ぎ》する。

② □《へい》□《こう》感覚が優れている。
無理な注文に□《へい》□《こう》する。

③ 政策の□《こう》□《りょう》を発表する。
□《こう》□《りょう》たる野原を歩く。

④ □《かん》□《ぶ》に薬を塗る。
組合の□《かん》□《ぶ》になる。

⑤ 父□《き》□《とく》の知らせをうける。
□《き》□《とく》権を守る。

解答　① 講義・抗議　② 平衡・閉口　③ 綱領・荒涼　④ 患部・幹部　⑤ 危篤・既得

25 科学者《かがくしゃ》とあたま

寺田 寅彦

私《わたし》に親《した》しいある老科学者《ろうかがくしゃ》がある日《ひ》私《わたし》に次《つぎ》のようなことを語《かた》って聞《き》かせた。

「科学者《かがくしゃ》になるには『あたま』がよくなくてはいけない」

これは普通世人《ふつうせじん》の口《くち》にする一《ひと》つの命題《めいだい》である。これはある意味《いみ》ではほんとうだと思《おも》われる。しかし、一方《いっぽう》でまた「科《か》学者《がくしゃ》はあたまが悪《わる》くなくてはいけない」という命題《めいだい》も、ある意味《いみ》ではやはりほんとうである。そうしてこの後《あと》のほうの命題《めいだい》は、それを指摘《してき》し解説《かいせつ》する人《ひと》が比較的《ひかくてき》に少数《しょうすう》である。

この一見相反《いっけんあいはん》する二《ふた》つの命題《めいだい》は実《じつ》は一《ひと》つのものの互《たが》いに

■作者について

寺田 寅彦
（てらだ とらひこ）
1878〜1935年
物理学者・随筆家。東京出身。東京帝大卒業後ドイツなど欧米を外遊。実験物理学、気象学、地球物理学など幅ひろい研究を展開した。また夏目漱石に師事し、「ホトトギス」に俳句・写生文を発表。のち、独自の科学随筆を多く書いた。58歳で死去。随筆集『冬彦集』『藪柑子集』など。

■作品について

「寺田寅彦随筆集 第四巻」に収録された随筆。独自の視点で科学者に求められる資質とは何かを述べている。

対立《たいりつ》し共存《きょうぞん》する二《ふた》つの半面《はんめん》を表現《ひょうげん》するものである。この見《み》かけ上《じょう》のパラドックスは、実《じつ》は「あたま」という言葉《ことば》の内《ない》容《よう》に関《かん》する定義《ていぎ》の曖昧《あいまい》不鮮明《ふせんめい》から生《う》まれることはもちろんである。

論理《ろんり》の連鎖《れんさ》のただ一《ひと》つの輪《わ》をも取《と》り失《うしな》わないように、また混乱《こんらん》の中《なか》に部分《ぶぶん》と全体《ぜんたい》との関係《かんけい》を見失《みうしな》わないようにするためには、正確《せいかく》でかつ緻密《ちみつ》な頭脳《ずのう》を要《よう》する。紛糾《ふんきゅう》した可能《かのう》性《せい》の岐路《きろ》に立《た》ったときに、取《と》るべき道《みち》を誤《あやま》らないためには前途《ぜんと》を見透《みとお》す内察《ないさつ》と直観《ちょっかん》の力《ちから》を持《も》たなければならない。

底本：「寺田寅彦随筆集　第四巻」小宮豊隆編、岩波文庫、岩波書店

ボケないための日常生活のヒント

『鳥はもも肉より胸肉を食べよう』

鶏肉は、牛肉や豚肉よりも脂肪分が少ないので、ダイエットを気にする方にはおすすめ。とくに鳥の胸肉には「カルノシン」という成分が含まれ、筋肉疲労時に大量に分泌する乳酸を中和してくれます。活性酸素を除去して老化防止効果もあります。

【なぞり書き】

文章をなぞって書きましょう。

私に親しいある老科学者がある日私に次のようなことを語って聞かせた。「科学者になるには『あたま』がよくなくてはいけない」これは普通世人の口にする一つの命題である。

【暗記書き】

右で書いた文章を覚えて書きましょう。

26 ポラーノの広場《ひろば》

宮沢 賢治

そのころわたくしは、モリーオ市《し》の博物局《はくぶつきょく》に勤《つと》めて居《お》りました。

十八等官《じゅうはちとうかん》でしたから役所《やくしょ》のなかでも、ずうっと下《した》の方《ほう》でしたし俸給《ほうきゅう》もほんのわずかでしたが、受持《うけも》ちが標本《ひょうほん》の採集《さいしゅう》や整理《せいり》で生《うま》れ付《つ》き好《す》きなことでしたから、わたくしは毎日《まいにち》ずいぶん愉快《ゆかい》にはたらきました。殊《こと》にそのころ、モリーオ市《し》では競馬場《けいばじょう》を植物園《しょくぶつえん》に拵《こしら》え直《なお》すというので、その景色《けしき》のいいまわりにアカシヤを植《う》え込《こ》んだ広《ひろ》い地面《じめん》が、切符売場《きっぷうりば》や信号所《しんごうしょ》の建物《たてもの》のついたまま、わたくしどもの役所《やくしょ》の方《ほう》へ

■作者について

宮沢 賢治
（みやざわ けんじ）
1896年〜1933年
詩人・童話作家。岩手県出身。盛岡高等農学校卒。農業研究家・農業指導者として活躍するかたわら、東北地方の自然と生活を題材に、詩や童話を書いた。38歳で死去。代表作「雨ニモマケズ」（詩）、『注文の多い料理店』『風の又三郎』『銀河鉄道の夜』（童話）など。

■作品について

賢治が亡くなった翌年に発表された短編小説。博物局で働くキューストと農夫の子ファゼーロ少年たちが伝説のポ

まわって来《き》たものですから、わたくしはすぐ宿直《しゅくちょく》という名《な》前《まえ》で月賦《げっぷ》で買《か》った小《ちい》さな蓄音器《ちくおんき》と二十枚《にじゅうまい》ばかりのレコードをもって、その番小屋《ばんごや》にひとり住《す》むことになりました。わたくしはそこの馬《うま》を置《お》く場所《ばしょ》に板《いた》で小《ちい》さなしきいをつけて一疋《いっぴき》の山羊《やぎ》を飼《か》いました。毎朝《まいあさ》その乳《ちち》をしぼってつめたいパンをひたしてたべ、それから黒《くろ》い革《かわ》のかばんへすこしの書類《しょるい》や雑誌《ざっし》を入《い》れ、靴《くつ》もきれいにみがき、並木《なみき》のポプラの影法師《かげぼうし》を大股《おおまた》にわたって市《し》の役所《やくしょ》へ出《で》て行《い》くのでした。

ラーノの広場を探し求め、ついには理想の広場を造ろうとする。

底本：「銀河鉄道の夜・風の又三郎・ポラーノの広場　ほか三編　天沢退二郎編」講談社文庫、講談社

ボケないための日常生活のヒント

『毎日緑茶を飲もう』

緑茶に含まれているカテキンにがんの予防効果があります。マウスを使った実験でアルツハイマー病になると現れる老人斑の面積が約半分に減少するという結果も出ています。午後のお茶をゆっくり楽しむことを習慣にするといいですね。

【漢字ドリル】

□に漢字を書きましょう。

① 事故の原因を□□《すいそく》する。

② □《ねば》り強い性格。

③ □□《たいじ》への影響を心配する。

④ 結果を□□《ほうこく》する。

⑤ □□《ひげき》のヒロインを演じる。

⑥ 椅子に□《すわ》る。

⑦ 気を引き□《し》める。

⑧ 出来事をありのままに□□《じょじゅつ》する。

⑨ □《こし》を痛める。

⑩ □□《きちょう》な体験をする。

解答
①推測 ②粘 ③胎児 ④報告 ⑤悲劇
⑥座 ⑦締 ⑧叙述 ⑨腰 ⑩貴重

【漢字ドリル】

①～⑤は、反対の意味になる熟語を、
⑥～⑩は、似た意味になる熟語を完成させましょう。

① 破壊 ⇕ □設

② 拡大 ⇕ □小

③ 開始 ⇕ 終□

④ 恥辱 ⇕ 栄□

⑤ 平凡 ⇕ □凡

⑥ 丹念 ＝ 細□

⑦ 利益 ＝ □益

⑧ 慎重 ＝ 堅□

⑨ 制限 ＝ 束□

⑩ 貧弱 ＝ □末

解答
①建 ②縮 ③了 ④誉 ⑤非
⑥心 ⑦収 ⑧実 ⑨縛 ⑩粗

27 人《じん》生《せい》論《ろん》ノート

三木 清

近頃《ちかごろ》私《わたし》は死《し》といふ《(う)》ものをそんなに恐《おそろ》しく思《おも》は《(わ)》なくなつ《(っ)》た。年齢《ねんれい》のせゐ《(い)》であら《(ろ)》う。以前《いぜん》はあんなに死《し》の恐怖《きょうふ》について考《かんが》へ《(え)》、また書《か》いた私《わたし》ではあるが。思《おも》ひ《(い)》がけなく來《く》る通信《つうしん》に黒枠《くろわく》のものが次第《しだい》に多《おお》くなる年《ねん》齢《れい》に私《わたし》も達《たっ》したのである。この數年《すうねん》の間《あいだ》に私《わたし》は一度《いちど》ならず近親《きんしん》の死《し》に會《あ》つ《(っ)》た。そして私《わたし》はどんなに苦《くる》しんでゐ《(い)》る病人《びょうにん》にも死《し》の瞬間《しゅんかん》には平和《へいわ》が來《く》ることを目撃《もくげき》した。墓《はか》に詣《もう》でても、昔《むかし》のや《(よ)》うに陰惨《いんさん》な氣持《きもち》になることがなくなり、墓場《はかば》をフリードホーフ（平和《へいわ》の庭《にわ》――但《ただ》し語原學《ごげんがく》には關係《かんけい》がない）

■作者について

三木 清
（みき きよし）
1897年～1945年

哲学者。兵庫県出身。京都帝大卒。西田幾多郎・波多野精一に学び、欧州に留学してハイデッガーらに師事。帰国後、唯物論研究会で活躍。共産党員をかくまって検挙された。第二次世界大戦中、反戦思想の嫌疑で再び検挙され、終戦直後に獄死。49歳。著作『パスカルに於ける人間の研究』『唯物史観と現代の意識』『人生論ノート』など。

■作品について

「死について」から始まり、「幸

と呼《よ》ぶことが感覺的《かんかくてき》な實感《じっかん》をぴつ《(っ)》たり言《い》ひ《(い)》表《あらわ》は《(わ)》してゐ《(い)》ることを思《おも》ふ《(う)》やうになつ《(っ)》た。
私《わたし》はあまり病氣《びょうき》をしないのであるが、病床《びょうしょう》に横《よこ》になつ《(っ)》た時《とき》には、不思議《ふしぎ》に心《こころ》の落着《おちつ》きを覺《おぼ》えるのである。病氣《びょうき》の場《ば》合《あい》のほか眞實《しんじつ》に心《こころ》の落着《おちつ》きを感《かん》じることができないといふ《(う)》のは、現代人《げんだいじん》の一《ひと》つの顯著《けんちょ》な特徴《とくちょう》、すでに現代人《げんだいじん》に極《きわ》めて特徴的《とくちょうてき》な病氣《びょうき》の一《ひと》つである。

底本：「三木清全集　第一巻」岩波書店

福について」「懐疑について」「個性について」等、全23章からなる名論文集。

ボケないための日常生活のヒント

『オリーブオイルをとろう』

牛肉、豚肉、鶏肉など主に肉類に含まれる飽和脂肪酸を多くとると血液がドロドロになり心筋梗塞や脳梗塞を引き起こします。これに対し、不飽和脂肪酸を多く含むオリーブオイル、菜種油、魚の脂は動脈硬化予防の効果があります。

【なぞり書き】

文章をなぞって書きましょう。

近頃私は死といふものをそんなに恐しく思はなくなつた。年齢のせゐであらう。以前はあんなに死の恐怖について考へ、また書いた私ではあるが。

【暗記書き】

右で書いた文章を覚えて書きましょう。

28 智恵子《ちえこ》の半生《はんせい》

高村 光太郎

妻《つま》智恵子《ちえこ》が南品川《みなみしながわ》ゼームス坂病院《ざかびょういん》の十五号室《じゅうごごうしつ》で精神分裂《せいしんぶんれつ》症患者《しょうかんじゃ》として粟粒性肺結核《ぞくりゅうせいはいけっかく》で死《し》んでから旬日《じゅんじつ》(1)で満二年《まんにねん》になる。私《わたし》はこの世《よ》で智恵子《ちえこ》にめぐりあったため、彼女《かのじょ》の純愛《じゅんあい》によって清浄《せいじょう》にされ、以前《いぜん》の廃頽生活《はいたいせいかつ》から救《すく》い出《だ》される事《こと》が出来《でき》た経歴《けいれき》を持《も》って居《お》り、私《わたし》の精神《せいしん》は一《いつ》にかかって彼女《かのじょ》の存在《そんざい》そのものの上《うえ》にあったので、智恵子《ちえこ》の死《し》による精神《せいしん》的打撃《てきだげき》は実《じつ》に烈《はげ》しく、一時《いちじ》は自己《じこ》の芸術的製作《げいじゅつてきせいさく》さえ其《そ》の目《もく》標《ひょう》を失《うしな》ったような空虚感《くうきょかん》にとりつかれた幾箇月《いくかげつ》かを過《すご》した。彼女《かのじょ》の生前《せいぜん》、私《わたし》は自分《じぶん》の製作《せいさく》した彫刻《ちょうこく》を何人《なんびと》よりもさ

■作者について

高村 光太郎
（たかむら こうたろう）
1883年～1956年
彫刻家。詩人。東京出身。ロダンの影響をうけ、東京美術学校卒業後、欧米に遊学。帰国後彫刻、絵画の制作をおこなう。また、「パンの会」に加わり、「スバル」に詩を発表。昭和17年、「僕の前に道はない 僕の後ろに道は出来る」の書き出しで知られる詩集『道程』で芸術院賞。73歳で死去。詩集に『智恵子抄』、彫刻作品に『手』など。

■作品について

妻の高村智恵子の死後、一時

きに彼女《かのじょ》に見《み》せた。一日《いちにち》の製作《せいさく》の終《おわ》りにも其《それ》を彼女《かのじょ》と一緒《いっしょ》に検討《けんとう》する事《こと》が此上《このうえ》もない喜《よろこび》であった。又彼女《またかのじょ》はそれを全《ぜん》幅的《ぷくてき》に受《う》け入《い》れ、理解《りかい》し、熱愛《ねつあい》した。私《わたし》の作《つく》った木彫小品《もくちょうしょうひん》を彼女《かのじょ》は懐《ふところ》に入《い》れて街《まち》を歩《ある》いてまで愛撫《あいぶ》した。彼女《かのじょ》の居《い》ないこの世《よ》で誰《だれ》が私《わたし》の彫刻《ちょうこく》をそのように子供《こども》のようにうけ入《い》れてくれるであろうか。もう見《み》せる人《ひと》も居《い》ないという思《おもい》が私《わたし》を幾箇月間《いくかげっかん》か悩《なや》ました。美《び》に関《かん》する製作《せいさく》は公式《こうしき》の理《り》念《ねん》や、壮大《そうだい》な民族意識《みんぞくいしき》というようなものだけでは決《けっ》して生《うま》れない。

は創作意欲を失った高村だが、死の2年後、智恵子へのはなむけとするべく、その運命を書き記した。

(1) 旬日
十日間

底本：「昭和文学全集第4巻」小学館

ボケないための日常生活のヒント

『ひとくち30回は噛もう』

太らないためには、ゆっくり食べること、そのためにはよく噛むことです。満腹中枢に、おなかがいっぱいだという信号が届くのに20分くらいかかるからです。また、噛むことで脳に血流が流れ代謝がよくなり脳が活性化するのです。

【音読】【漢字ドリル】【なぞり書き／暗記書き】

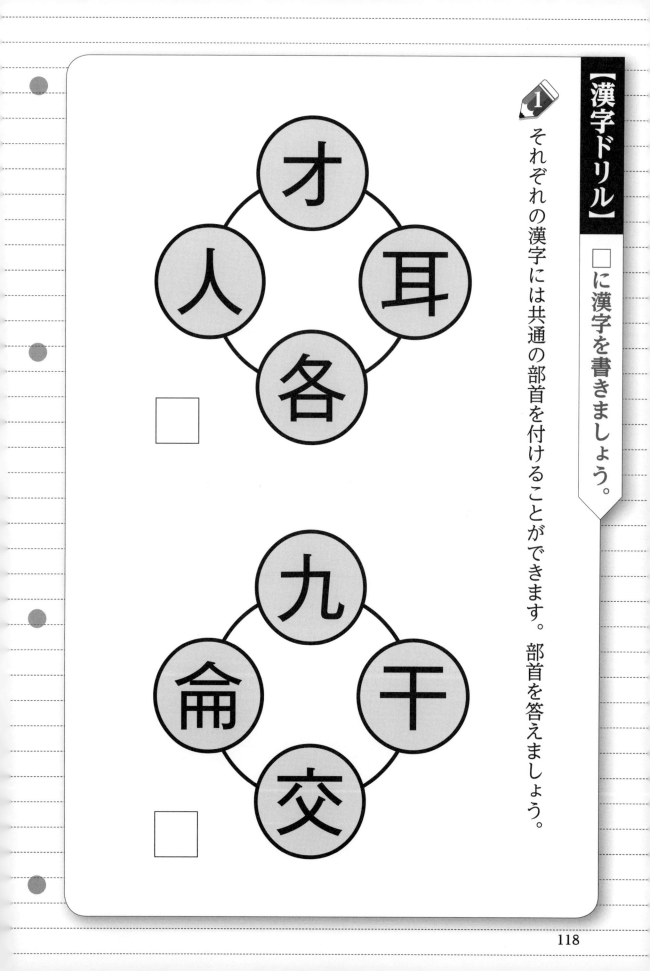

【漢字ドリル】

□に漢字を書きましょう。

1 それぞれの漢字には共通の部首を付けることができます。部首を答えましょう。

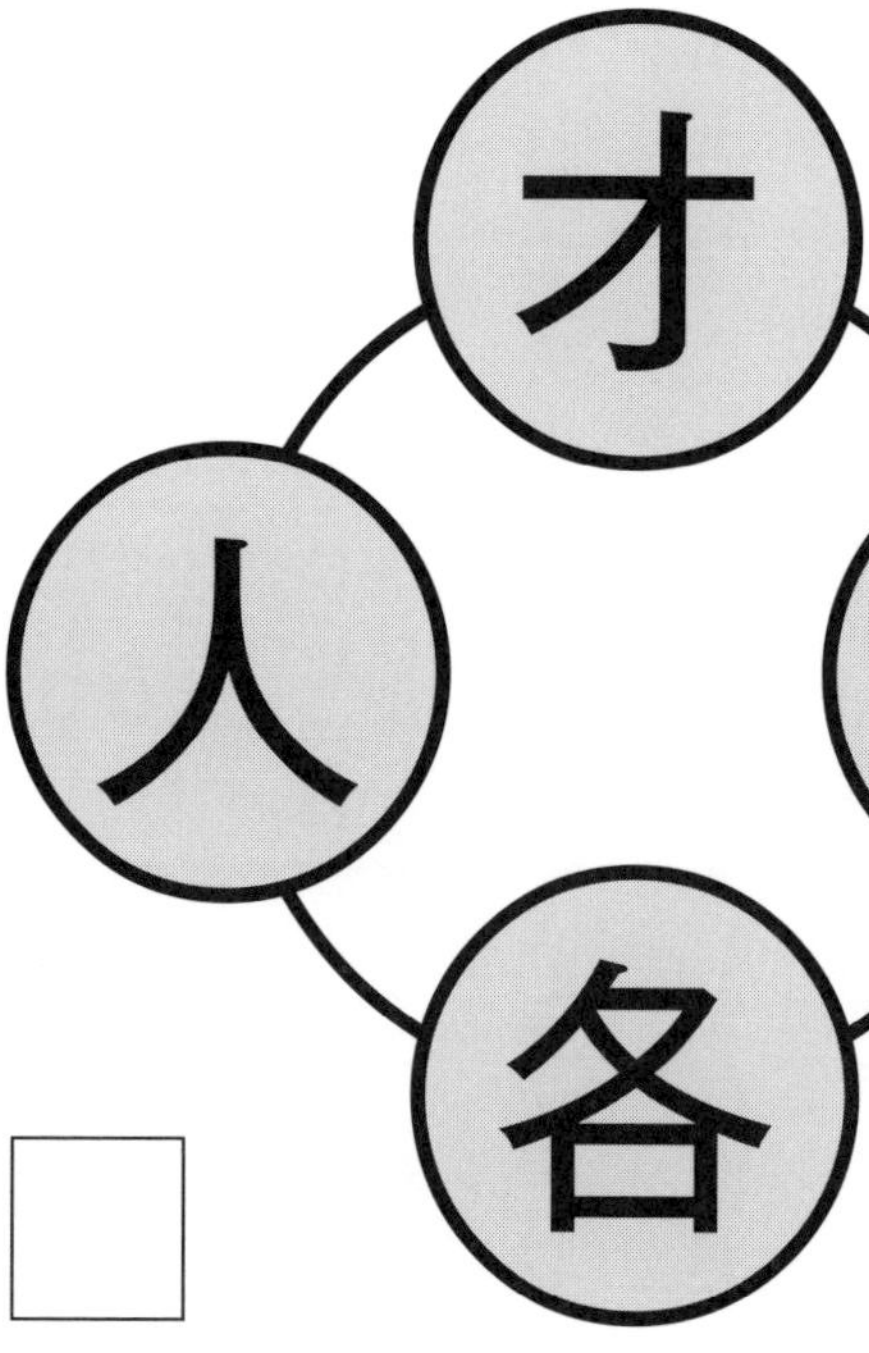

□

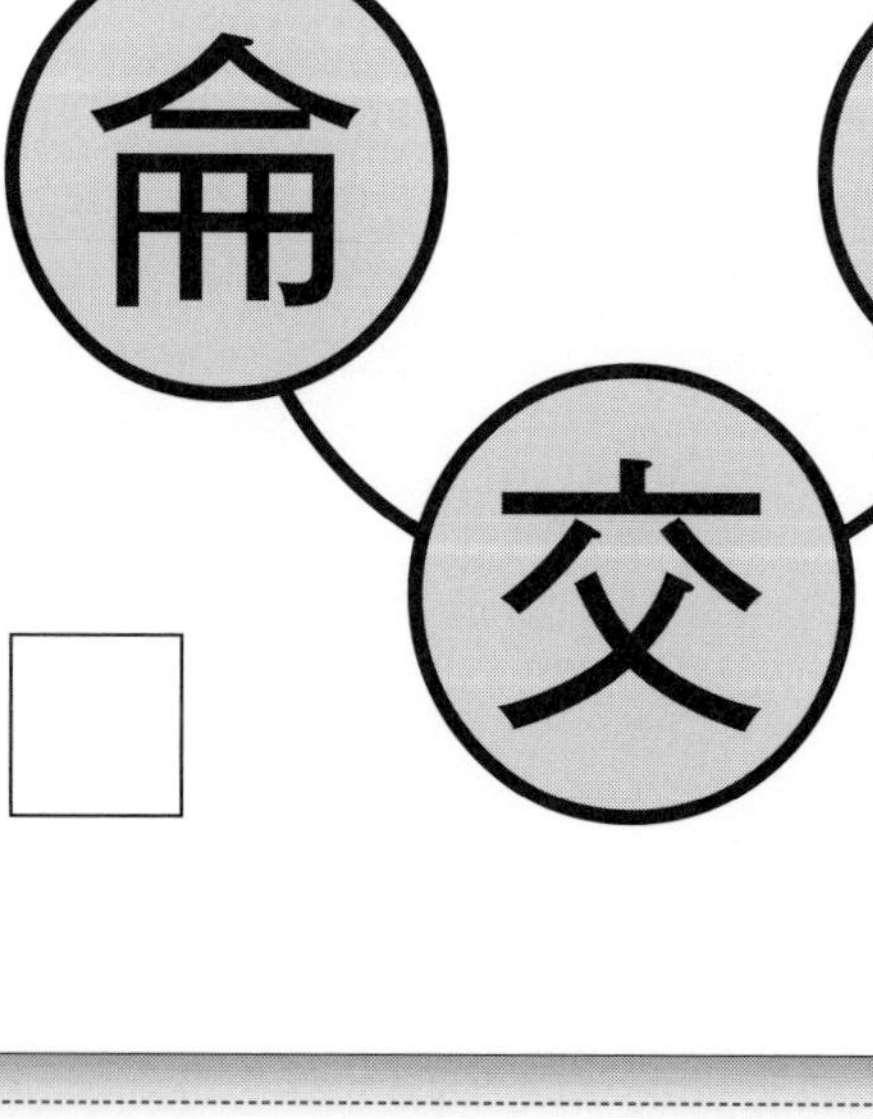

□

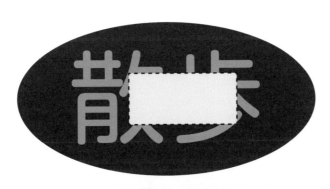

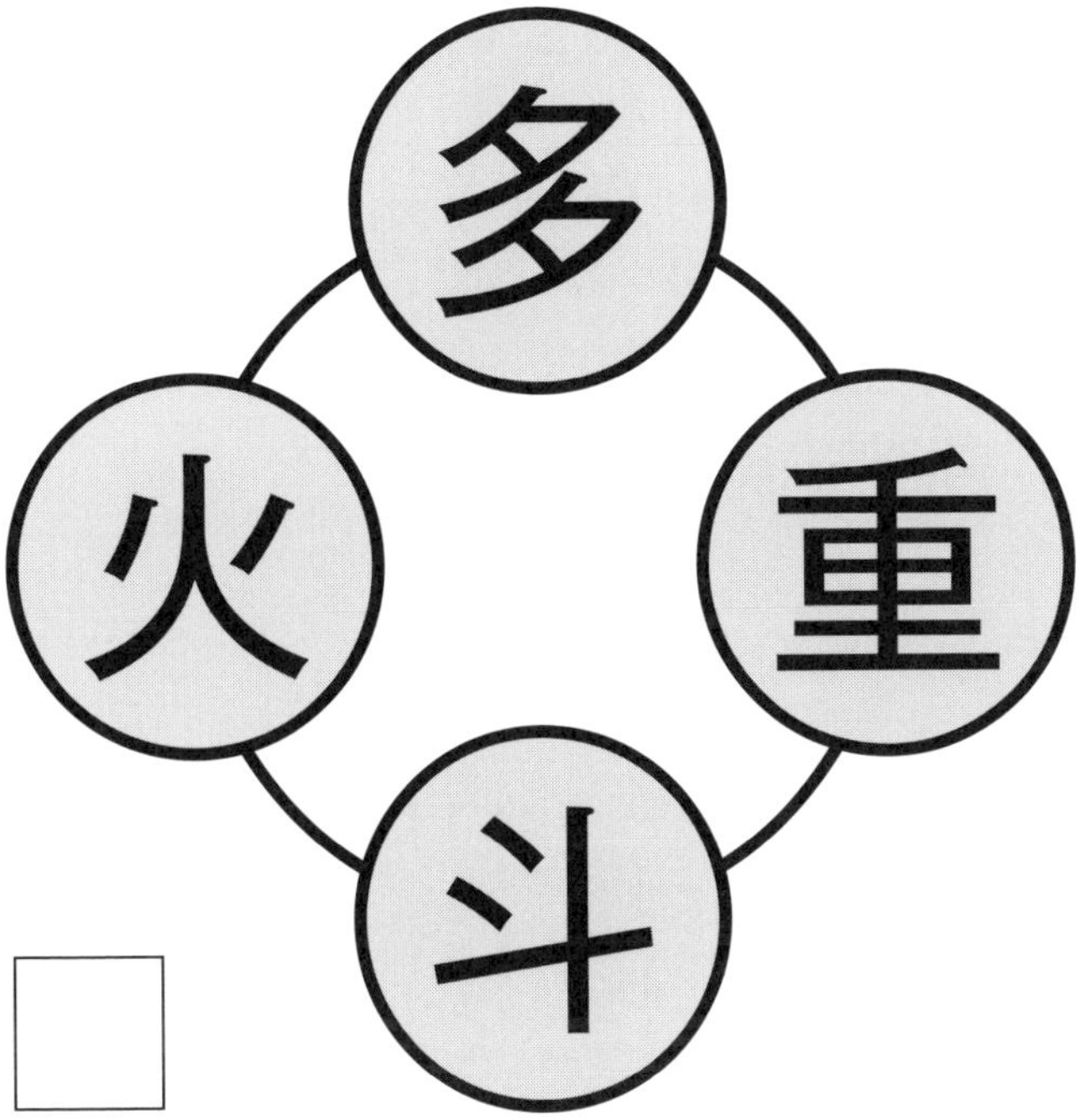

❷ □にぴったり入り、正しく熟語を作ることができるピースを「い～に」から選んで○をつけましょう。

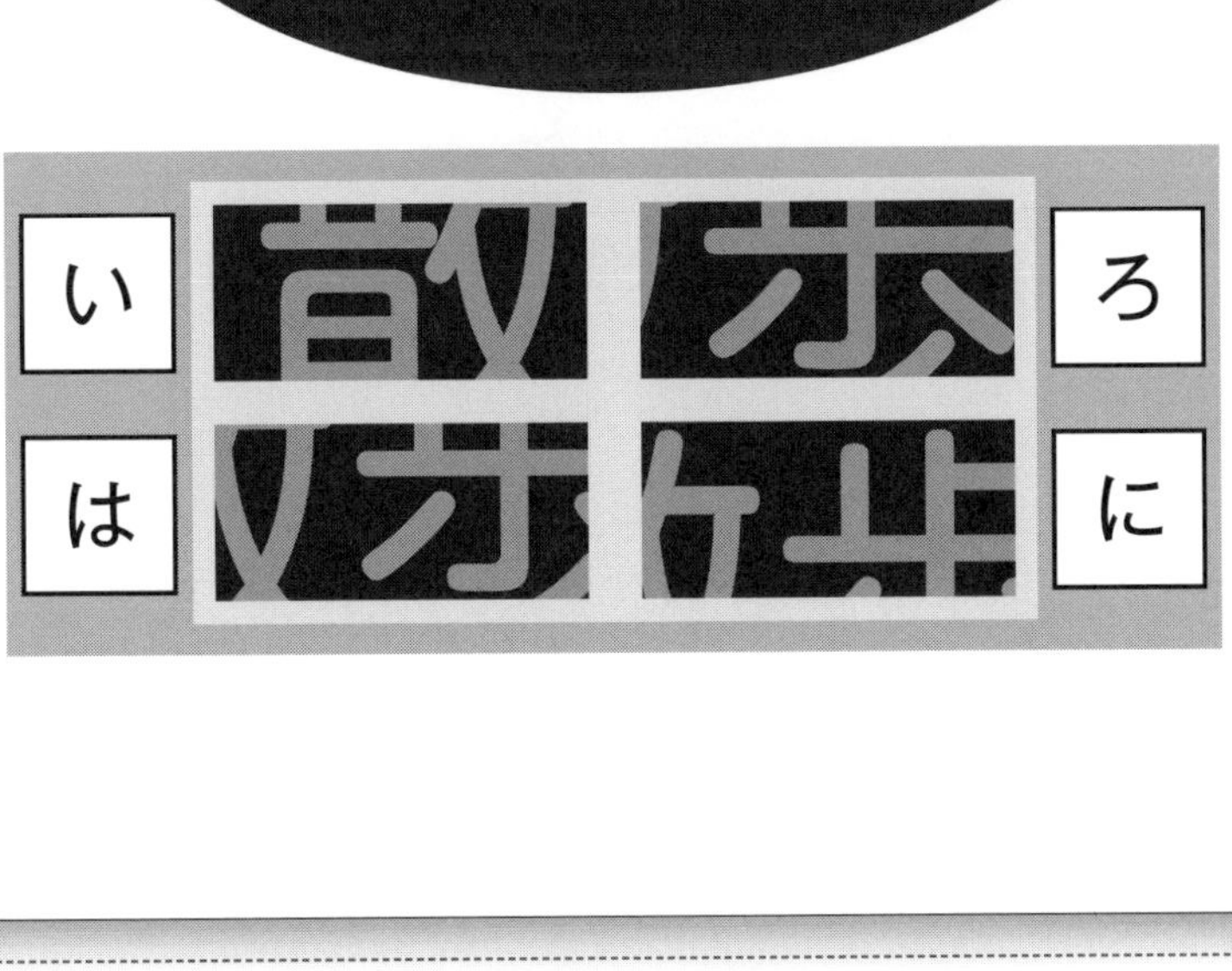

解答 ❶ 門／車／手 ❷ は

29 草枕《くさまくら》

夏目 漱石

山路《やまみち》を登《のぼ》りながら、こう考《かんが》えた。

智《ち》に働《はたら》けば角《かど》が立《た》つ。情《じょう》に棹《さお》させば流《なが》される。意地《いじ》を通《とお》せば窮屈《きゅうくつ》だ。とかくに人《ひと》の世《よ》は住《す》みにくい。

住《す》みにくさが高《こう》じると、安《やす》い所《ところ》へ引《ひ》き越《こ》したくなる。どこへ越《こ》しても住《す》みにくいと悟《さと》った時《とき》、詩《し》が生《うま》れて、画《え》が出《で》来《き》る。

人の世を作《つく》ったものは神《かみ》でもなければ鬼《おに》でもない。やはり向《むこ》う三軒両隣《さんげんりょうどな》りにちらちらするただの人《ひと》である。ただの人《ひと》が作《つく》った人の世が住《す》みにくいからとて、越《こ》す国《くに》はあるま

■作者について

夏目 漱石
（なつめ そうせき）
1867年～1916年

小説家。英文学者。東京出身。松山で英語教師をつとめたのち、文部省留学生として英国留学。帰国後一高、東京帝大で英文学を講義。同38年「吾輩は猫である」により作家として出発、続いて「坊っちゃん」「草枕」などを発表。その後教職を辞して朝日新聞の専属作家となり著作に専念。50歳で死去。代表作『吾輩は猫である』『坊っちゃん』『三四郎』『それから』『行人』『こころ』『道草』『明暗』など。

い。あれば人でなしの国《くに》へ行《い》くばかりだ。人でなしの国《くに》は人の世よりもなお住《す》みにくかろう。越《こ》す事《こと》のならぬ世《よ》が住《す》みにくければ、住《す》みにくい所《ところ》をどれほどか、寛容《くつろげ》て、束《つか》の間《ま》の命《いのち》を、束《たば》の間《あいだ》でも住《す》みよくせねばならぬ。ここに詩人《しじん》という天職《てんしょく》が出来《でき》て、ここに画家《がか》という使命《しめい》が降《くだ》る。あらゆる芸術《げいじゅつ》の士《し》は人《ひと》の世《よ》を長閑《のどか》にし、人《ひと》の心《こころ》を豊《ゆた》かにするが故《ゆえ》に尊《たっ》とい。
住《す》みにくき世《よ》から、住《す》みにくき煩《わずら》いを引《ひ》き抜《ぬ》いて、ありがたい世界《せかい》をまのあたりに写《うつ》すのが詩《し》である、画《え》である。

「夏目漱石全集3」ちくま文庫、筑摩書房

■ **作品について**

1906年に『新小説』に発表された初期の名作。熊本県玉名市小天温泉を舞台にして、「非人情」の世界を描いた。

ボケないための日常生活のヒント

『赤ワインを飲もう』

赤ワインに含まれるポリフェノールの一種「レスベラトロール」は長寿に効果があります。また、マウスを使った実験では赤ワインがアルツハイマー病の予防にも効果があることがわかりました。適度な量なら酒は百薬の長。飲むなら赤ワインを。

【漢字ドリル】

□に漢字を書きましょう。

① 怪我から□《ふっ》□《き》した。

② 県からの□《い》□《たく》を受ける。

③ 深い□《あい》□《じょう》を感じる。

④ 身勝手な行動に□《ふん》□《がい》する。

⑤ □《しょう》□《み》期限を確かめる。

⑥ □《ぶん》□《こ》本を読む。

⑦ 火災が□《ちん》□《か》した。

⑧ 一カ月分の□《ほう》□《しゅう》。

⑨ 仕事の□《じゃ》□《ま》をする。

⑩ 土地を不法に□《せん》□《きょ》する。

解答

① 復帰 ② 委託 ③ 愛情 ④ 憤慨 ⑤ 賞味
⑥ 文庫 ⑦ 鎮火 ⑧ 報酬 ⑨ 邪魔 ⑩ 占拠

四字熟語を完成させましょう。

① □《しょう》□《し》千万《せんばん》
（非常にばかばかしいこと、おかしいこと）

② 千差《せんさ》□《ばん》□《べつ》
（さまざまに異なって同じでないこと）

③ □《せん》□《ざい》一遇《いちぐう》
（二度と来ないかもしれないほど恵まれた状態）

④ □《う》□《ちょう》天外《てんがい》
（このうえなく大喜びすること）

⑤ 悪戦《あくせん》□《く》□《とう》
（非常な困難の中で、苦しみながら一心に努力をすること）

⑥ 一部《いちぶ》□《し》□《じゅう》
（始めから終わりまで）

⑦ 大器《たいき》□《ばん》□《せい》
（大人物は遅れて頭角を現す）

⑧ □《よう》□《かい》変化《へんげ》
（人知を超えた不思議な現象を引き起こす化け物）

⑨ □《ぜん》□《じん》未踏《みとう》
（今までだれも足を踏み入れていないこと）

⑩ 知行《ちこう》□《ごう》□《いつ》
（本当の知は実践を伴わなければならない）

解答
①笑止 ②万別 ③千載 ④有頂 ⑤苦闘
⑥始終 ⑦晩成 ⑧妖怪 ⑨前人 ⑩合一

30 次郎物語《じろうものがたり》 第一部《だいいちぶ》

下村湖人

「癪《しゃく》にさわるったら、ありゃしない。」と、乳母《うば》のお浜《はま》が、台所《だいどころ》の上《あ》り框《がまち》に腰《こし》をかけながら言《い》う。

「全《まった》くさ。いくら気《き》がきついたって、奥《おく》さんもあんまりだよ。まるで人情《にんじょう》というものをふみつけにしているんだもの。」

と、竈《かまど》の前《まえ》で、あばた面《づら》をほてらしながら、お糸婆《いとばあ》さんが、能弁《のうべん》にあいづちをうつ。

「お前《まえ》たち、何《なに》を言《い》っているんだよ。」と、その時《とき》、台所《だいどころ》と茶《ちゃ》の間《ま》を仕切《しき》る障子《しょうじ》が、がらりと開《あ》いて、お民《たみ》のかん高《だか》い声《こえ》が、鋭《するど》く二人《ふたり》の耳《みみ》をうつ。

■作者について

下村 湖人
（しもむら こじん）
1884年～1955年
小説家、教育家。佐賀県出身。東京帝国大学卒。郷里佐賀県の中学の英語教師、校長をへて、台北高等学校校長。1933年に大日本連合青年団講習所長となり、その機関誌に『次郎物語』第1部を連載。好評を得る。その後『魂は歩む』、『若き建設者』などを執筆、青少年向きの教養小説として高く評価されている。70歳で死去。

■作品について

自伝的小説。これが好評を得

たことから作家生活にはいる。

お糸婆《いとばあ》さんは、そ知《し》らぬ顔《かお》をする。お浜《はま》は、どうせやけ糞《くそ》だ、といったように、まともにお民《たみ》の顔《かお》を見《み》かえす。見《み》返《かえ》されて、お民《たみ》はいよいよきっとなる。

「お浜《はま》、あたしあれほど事《こと》をわけて言《い》っているのに、お前《まえ》まだわからないのかい。恭一《きょういち》は何《なん》と言《い》っても惣領《そうりょう》なんだからね。どうせあの子《こ》を、そういつまでも、お前《まえ》の家《いえ》に預《あず》けとくわけにはいかないじゃないか。」

「そんなこと、もうわかっていますわ。どうせ御無理《ごむり》ごもっともでしょうからね。」

「下村湖人全集　第一巻」池田書店

ボケないための日常生活のヒント

『血糖値を上げない食事を』

同じ炭水化物を食べるなら、精白米や食パンよりも、玄米、全粒粉のパンのほうが、血糖値が上がりにくいのでおすすめです。急激に血糖値が上がる食事を繰り返していると糖尿病の原因ともなります。

【なぞり書き】

文章をなぞって書きましょう。

「癪にさわるったら、ありゃしない。」と、乳母のお浜が、台所の上り框に腰をかけながら言う。

「全くさ。いくら気がきついたって、奥さんもあんまりだよ。まるで人情というものをふみつけにしているんだもの。」

【暗記書き】

右で書いた文章を覚えて書きましょう。

31 ああ玉杯《ぎょくはい》に花《はな》うけて

佐藤 紅緑

　豆腐屋《とうふや》のチビ公《こう》はいまたんぼのあぜを伝《つた》ってつぎの町《まち》へ急《いそ》ぎつつある。さわやかな春《はる》の朝日《あさひ》が森《もり》をはなれて黄金《こがね》の光《ひかり》の雨《あめ》を緑《みどり》の麦畑《むぎばたけ》に、黄色《きいろ》な菜畑《なばたけ》に、げんげさくくれないの田《た》に降《ふ》らす、あぜの草《くさ》は夜露《よつゆ》からめざめて軽《かろ》やかに頭《あたま》を上《あ》げる、すみれは薄紫《うすむらさき》の扉《と》を開《ひら》き、たんぽぽはオレンジ色《いろ》の冠《かんむり》をささげる。堰《せき》の水《みず》はちょろちょろ音立《おとた》てて田《た》へ落《お》ちると、かえるはこれからなきだす準備《じゅんび》にとりかかっている。

　チビ公《こう》は肩《かた》のてんびん棒《ぼう》にぶらさげた両方《りょうほう》のおけをくるりとまわした。そうしてしばらく景色《けしき》に見《み》とれた。堤《つつみ》の上《うえ》

■**作者について**

佐藤　紅緑
（さとう　こうろく）
1874年～1949年
小説家・劇作家・俳人。青森県出身。サトウハチロー、佐藤愛子の父。正岡子規に俳句を学び、のち小説に転じた。32歳の時に小説『行火』で認められ、のち家庭小説に転じ『あゝ玉杯に花うけて』『英雄行進曲』など少年少女向けの作品で人気を得た。76歳で死去。

■**作品について**

「子どものためによい読み物を」という信念で1927年5月から1年間「少年倶楽

にかっと朝日《あさひ》をうけてうきだしている村《むら》の屋根屋根《やねやね》、火《ひ》の見《み》やぐら、役場《やくば》の窓《まど》、白《しろ》い土蔵《どぞう》、それらはいまねむりから活動《かつどう》に向《む》かって歓喜《かんき》の声《こえ》をあげているかのよう、ところどころに立《た》つ炊煙《すいえん》はのどかに風《かぜ》にゆれて林《はやし》をめぐり、お宮《みや》の背後《うしろ》へなびき、それからうっとりとかすむ空《そら》のエメラルド色《いろ》にまぎれゆく。

そこの畠《はたけ》にはえんどうの花《はな》、そらまめの花《はな》がさきみだれてる中《なか》にこつとしてねぎの坊主《ぼうず》がつっ立《た》っている。

底本：「ああ玉杯に花うけて／少年賛歌」講談社大衆文学館文庫、講談社

部」に連載され大きな反響を得た、紅緑初の少年小説。

ボケないための日常生活のヒント

『脂肪、糖分、塩分はできるだけとらない』

糖分は、コーヒーや紅茶には砂糖を入れない、甘いものはなるべく食べない。脂肪分は、脂っこいものを避ける、肉の脂身を残す。塩分は、醤油は食べ物に直接かけず小皿にとる、麺類の汁は飲まない、薄味に慣れるなど。日々の積み重ねが大事です。

【漢字ドリル】

□に漢字を書きましょう。

① 文明の恩恵を□□《きょうじゅ》する。

② マンションの□□《かんり》人。

③ 自宅で□□《たいき》する。

④ 社会□□《こうけん》をする。

⑤ 問題の□□《しょうてん》をしぼる。

⑥ 鼻の□□《ねんまく》が腫れる。

⑦ □□《ざっとう》にまぎれる。

⑧ 洗濯した服が□《ちぢ》んだ。

⑨ □《こ》りずに挑戦する。

⑩ 権力に□□《ていこう》する。

解答
① 享受 ② 管理 ③ 待機 ④ 貢献 ⑤ 焦点
⑥ 粘膜 ⑦ 雑踏 ⑧ 縮 ⑨ 懲 ⑩ 抵抗

同じ読みで意味が異なる熟語を書きましょう。

① □□《るいしん》課税。
　□□《るいしん》の判定。

② □□《きひん》のある女性。
　恩師を□□《きひん》席に招待する。

③ 最下位に□□《かんらく》した。
　□□《かんらく》街を歩く。

④ □□《けんきょ》な態度。
　収賄容疑で□□《けんきょ》する。

⑤ 不正を□□《きゅうだん》する。
　プロ野球の□□《きゅうだん》。

解答 ①累進・塁審 ②気品・貴賓 ③陥落・歓楽 ④謙虚・検挙 ⑤糾弾・球団

32 古事記物語《こじきものがたり》

鈴木 三重吉

世界《せかい》ができたそもそものはじめ。まず天《てん》と地《ち》とができあがりますと、それといっしょにわれわれ日本人《にほんじん》のいちばんご先祖《せんぞ》の、天御中主神《あめのみなかぬしのかみ》とおっしゃる神《かみ》さまが、天《てん》の上《うえ》の高天原《たかまのはら》というところへお生《う》まれになりました。そのつぎには高皇産霊神《たかみむすびのかみ》、神産霊神《かみむすびのかみ》のお二方《ふたかた》がお生《う》まれになりました。

そのときには、天《てん》も地《ち》もまだしっかり固《かた》まりきらないで、両方《りょうほう》とも、ただ油《あぶら》を浮《う》かしたように、とろとろになって、くらげのように、ふわりふわりと浮《う》かんでおりました。その中《なか》へ、ちょうどあしの芽《め》がはえ出《で》るように、二人《ふたり》の神《かみ》さ

■作者について

鈴木 三重吉（すずき みえきち）1882年〜1936年

小説家・童話作家。広島県生まれ。東京帝大卒。夏目漱石の門下。大正7年「赤い鳥」を創刊し、芸術性ゆたかな童話・童謡の創作を提唱。坪田譲治、新美南吉らの童話作家をそだてた。55歳で死去。代表作『小鳥の巣』『桑の実』など。

■作品について

スサノオノミコトの大蛇退治、イナバの白ウサギ、海幸と山幸、ヤマトタケルノミコトの冒険など、8世紀に記さ

まがお生《う》まれになりました。

それからまたお二人《ふたり》、そのつぎには男神《おがみ》女神《めがみ》とお二人《ふたり》ずつ、八人《はちにん》の神《かみ》さまが、つぎつぎにお生《う》まれになった後《あと》に、伊弉諾神《いざなぎのかみ》と伊弉冉神《いざなみのかみ》とおっしゃる男神《おがみ》女神《めがみ》がお生《う》まれになりました。

天御中主神《あめのみなかぬしのかみ》はこのお二方《ふたかた》の神《かみ》さまをお召《め》しになって、

「あの、ふわふわしている地《ち》を固《かた》めて、日本《にほん》の国《くに》を作《つく》りあげよ」

とおっしゃって、りっぱな矛《ほこ》を一《ひと》ふりお授《さず》けになりました。

底本：「古事記物語」角川文庫、角川書店

れた日本最古の歴史書を、子どもにもわかりやすく現代語に訳したもの。

ボケないための日常生活のヒント

『夜9時以降に食べるのをやめる』

朝食はしっかり、昼食はやや多め、夕食は軽めにが3食の理想。夜遅く食べると、消化・吸収の時間が少なくなり、肥満になります。夜8時までに食べ終わるのが理想。どうしても遅くなる場合は、夕方に軽食を食べ、帰宅後はできるだけ軽い食事に。

【なぞり書き】

文章をなぞって書きましょう。

世界ができたそもそものはじめ。まず天と地とができあがりますと、それといっしょにわれわれ日本人のいちばんご先祖の、天御中主神とおっしゃる神さまが、天の上の高天原というところへお生まれになりました。

【暗記書き】

右で書いた文章を覚えて書きましょう。

33 夫婦《めおと》善哉《ぜんざい》

織田 作之助

年中借金取《ねんじゅうしゃっきんとり》が出《で》はいりした。節季《せっき》はむろんまるで毎日《まいにち》のことで、醤油屋《しょうゆや》、油屋《あぶらや》、八百屋《やおや》、鰯屋《いわしや》、乾物屋《かんぶつや》、炭屋《すみや》、米屋《こめや》、家主《やぬし》その他《ほか》、いずれも厳《きび》しい催促《さいそく》だった。路地《ろじ》の入《い》り口《ぐち》で牛蒡《ごぼう》、蓮根《れんこん》、芋《いも》、三《み》ツ葉《ば》、蒟蒻《こんにゃく》、紅生姜《べにしょうが》、鯣《するめ》、鰯《いわし》など一銭天婦羅《いっせんてんぷら》を揚《あ》げて商《あきな》っている種吉《たねきち》は借金取《しゃっきんとり》の姿《すがた》が見《み》えると、下向《したむ》いてにわかに饂飩粉《うどんこ》をこねる真似《まね》した。近所《きんじょ》の小供《こども》たちも、「おっさん、はよ牛蒡《ごんぼ》揚《あ》げてんかいナ」と待《ま》てしばしがなく、「よっしゃ、今揚《いまあ》げたアるぜ」というものの擂鉢《すりばち》の底《そこ》をごしごしやるだけで、水洟《みずばな》の落《お》ちたのも気付《きづ》

■作者について
織田 作之助
（おだ さくのすけ）
1913年～1947年
小説家。大阪出身。大阪庶民の生活を描いた作家として知られる。昭和15年同人雑誌「海風」に発表した「夫婦善哉（めおとぜんざい）」でデビュー。35歳で死去。代表作『夫婦善哉』『世相』『土曜夫人』など。

■作品について
大阪を舞台にした男と女の人情話。作之助の代表的な短編。のちに森繁久彌主演で映画化された。

かなかった。
種吉《たねきち》では話《はなし》にならぬから素通《すどお》りして路地《ろじ》の奥《おく》へ行《い》き種吉《たねきち》の女房《にょうぼう》に掛《か》け合《あ》うと、女房《にょうぼう》のお辰《たつ》は種吉《たねきち》とは大分違《だいぶちが》って、借金取《しゃっきんとり》の動作《どうさ》に注意《ちゅうい》の目《め》をくばった。催促《さいそく》の身振《みぶ》りが余《あま》って腰掛《こしか》けている板《いた》の間《ま》をちょっとでもたたくと、お辰《たつ》はすかさず、「人《ひと》さまの家《いえ》の板《いた》の間《ま》たたいて、あんた、それでよろしおまんのんか」と血相《けっそう》かえるのだった。「そこは家《いえ》の神様《かみさま》が宿《やど》ったはるとこだっせ」

底本：「ちくま日本文学全集　織田作之助」筑摩書房

ボケない
ための日常生活のヒント

『食べる前に5分間がまんしよう』

健康長寿のためには太らないこと。そのためには腹七分目が一番です。それではお腹がすいて間食をしたくなるという人、どうしても食べたくなったら、5分我慢することを習慣にしましょう。5分でも我慢すると食べたいという欲求がおさまります。

【音読】
【漢字ドリル】
【なぞり書き／暗記書き】

【漢字ドリル】

□に漢字を書きましょう。

① 消防士が□□《じゅんしょく》した。

② □□《きぼう》を伝える。

③ 回復の□《きざ》しが見える。

④ 私の□□《しゅみ》は読書だ。

⑤ 食料品を□□《ゆにゅう》する。

⑥ 力仕事で□《つか》れる。

⑦ かぎ□□《かっこ》でくくる。

⑧ □□《よくじつ》出かける。

⑨ 最新の技術を□□《くし》する。

⑩ 銀行にお金を□《あず》ける。

解答　①殉職　②希望　③兆　④趣味　⑤輸入　⑥疲　⑦括弧　⑧翌日　⑨駆使　⑩預

【漢字ドリル】

①〜⑤は、反対の意味になる熟語を、⑥〜⑩は、似た意味になる熟語を完成させましょう。

① 沈殿 ⇕ □遊

② 従属 ⇕ 支□

③ 逮捕 ⇕ 釈□

④ 膨張 ⇕ 収□

⑤ 軽率 ⇕ □重

⑥ 親族 ＝ □寄

⑦ 対等 ＝ 互□

⑧ 草稿 ＝ 原□

⑨ 時流 ＝ □相

⑩ 地味 ＝ 簡□

解答 ①浮 ②配 ③放 ④縮 ⑤慎 ⑥身 ⑦角 ⑧案 ⑨世 ⑩素

34 長崎《ながさき》の鐘《かね》

永井 隆

昭和《しょうわ》二《に》十年《じゅうねん》八月《はちがつ》九日《ここのか》の太陽《たいよう》が、いつものとおり平凡《へいぼん》に金《こん》比羅山《ぴらさん》から顔《かお》を出《だ》し、美《うつく》しい浦上《うらがみ》は、その最後《さいご》の朝《あさ》を迎《むか》えたのであった。川沿《かわぞ》いの平地《へいち》を埋《う》める各種兵器工場《かくしゅへいきこうじょう》の煙突《えんとつ》は白煙《はくえん》を吐《は》き、街道《かいどう》をはさむ商店街《しょうてんがい》のいらかは紫《むらさき》の浪《なみ》とつらなり、丘《おか》の住宅地《じゅうたくち》は家族《かぞく》のまどいを知《し》らす朝餉《あさげ》の煙《けむり》を上《あ》げ、山腹《さんぷく》の段々畑《だんだんばたけ》はよく茂《しげ》った藷《いも》の上《うえ》に露《つゆ》をかがやかせている。東洋一《とうよういち》の天主堂《てんしゅどう》では、白《しろ》いベールをかむった信者《しんじゃ》の群《むれ》が、人《ひと》の世《よ》の罪《つみ》を懺悔《ざんげ》していた。

長崎医科大学《ながさきいかだいがく》は今日《きょう》も八時《はちじ》からきちんと講義《こうぎ》を始《はじ》めた。

■ 作者について

永井 隆
（ながい たかし）
1908〜1951年
医学者。島根県出身。長崎医大卒。長崎医大教授。放射線医学を専攻。長崎で被爆。原爆症と闘いながら自己の症状をもとに研究。カトリック教徒として原爆廃止をいのり、病床で「長崎の鐘」「この子を残して」などを口述した。43歳で死去。

■ 作品について

長崎市への原子爆弾投下などを主題とした随筆。書き上げた1946年にはGHQの検閲により出版されず3年後に出版。ベストセラーとなった。

国民義勇軍《こくみんぎゆうぐん》の命令《めいれい》の、かつ戦《たたか》いかつ学《まな》ぶという方針《ほうしん》のもとに、どの学級《がっきゅう》も研究室《けんきゅうしつ》も病舎《びょうしゃ》も、それぞれ専門《せんもん》の任務《にんむ》をもった医療救護隊《いりょうきゅうごたい》に改編《かいへん》され、防空服《ぼうくうふく》に身《み》を固《かた》め、救護材料《きゅうございりょう》を腰《こし》につけた職員《しょくいん》、学徒《がくと》が、講義《こうぎ》に、研究《けんきゅう》に、治療《ちりょう》に従事《じゅうじ》しているのだった。いざという時《とき》にはすぐさま配置《はいち》について空襲傷者《くうしゅうしょうしゃ》の収容《しゅうよう》に当《あ》たることになっており、事実《じじつ》これまで何回《なんかい》もそうした経験《けいけん》がある。

底本：「長崎の鐘」サンパウロ

ボケないための日常生活のヒント

『毎日体重を測ろう』

長寿の方は、若い頃から太っていないものです。太らないためには、日頃から適度に体を動かし、食べ過ぎないことが大事です。毎日体重計に乗ることを習慣にして、増えたなと思ったら食べる量を調整して、常にベスト体重をキープしましょう。

【なぞり書き】

文章をなぞって書きましょう。

昭和二十年八月九日の太陽が、いつものとおり平凡に金比羅山から顔を出し、美しい浦上は、その最後の朝を迎えたのであった。川沿いの平地を埋める各種兵器工場の煙突は白煙を吐き、街道をはさむ商店街のいらかは紫の浪とつらなり、

【暗記書き】

右で書いた文章を覚えて書きましょう。

35 南国太平記《なんごくたいへいき》

直木 三十五

高《たか》い、梢《こずえ》の若葉《わかば》は、早朝《そうちょう》の微風《びふう》と、和《なご》やかな陽光《ようこう》とを、健康《けんこう》そうに喜《よろこ》んでいたが、鬱々《うつうつ》とした大木《たいぼく》、老樹《ろうじゅ》の下蔭《したかげ》は、薄暗《うすぐら》くて、密生《みっせい》した灌木《かんぼく》と、雑草《ざっそう》とが、未《いま》だ濡《ぬ》れていた。

樵夫《きこり》、猟師《りょうし》でさえ、時々《ときどき》にしか通《とお》らない細《ほそ》い径《みち》は、草《くさ》の中《なか》から、ほんの少《すこ》しのあか土《つち》を見《み》せているだけで、両側《りょうがわ》から、枝《えだ》が、草《くさ》が、人《ひと》の胸《むね》へまでも、頭《あたま》へまでも、からかいかかるくらいに延《の》びていた。

その細径《ほそみち》の、灌木《かんぼく》の上《うえ》へ、草《くさ》の上《うえ》へ、陣笠《じんがさ》を、肩《かた》を、見《み》せたり、隠《かく》したりしながら、二人《ふたり》の人《ひと》が、登《のぼ》って行《い》った。

■作者について

直木 三十五
（なおき さんじゅうご）
1891年～1934年
小説家。大阪出身。早稲田大学中退。31歳のとき直木三十一の筆名で文筆生活にはいる。以後毎年筆名に1をくわえ、三十五で定着。時代小説『南国太平記』で流行作家となる。44歳で死去。大衆文学であった時代小説を知識階級に読まれる内容にまで高めた功績がたたえられ、死の翌年、直木賞がもうけられた。

■作品について

薩摩藩のお由羅騒動を題材とした時代小説。

陣笠《じんがさ》は、裏金《うらがね》だから士分《しぶん》であろう。前《まえ》へ行《い》くその人《ひと》は、六十近《ろくじゅうちか》い、白髯《しらひげ》の人《ひと》で、後方《うしろ》のは供人《ともびと》であろうか？ 肩《かた》から紐《ひも》で、木箱《きばこ》を腰《こし》に垂《た》れていた。二人《ふたり》とも、白《しろ》い下着《したぎ》の上《うえ》に黄麻《こうま》を重《かさ》ね、裾《すそ》を端折《はしょ》って、紺脚絆《こんきゃはん》だ。

老人《ろうじん》は、長《なが》い杖《つえ》で左右《さゆう》の草《くさ》を、掻《か》き分《わ》けたり、たたいたり、撫《な》でたり、供《とも》の人《ひと》も、同《おな》じように、草《くさ》の中《なか》を注意《ちゅうい》しながら、登《のぼ》って行《い》った。

老人《ろうじん》は、島津家《しまづけ》の兵道家《へいどうか》、加治木玄白斎《かじきげんぱくさい》で、供《とも》は、その高弟《こうてい》の和田仁十郎《わだにじゅうろう》だ。

底本：「直木三十五作品集」文藝春秋

ボケないための日常生活のヒント

『7時間は睡眠をとろう』

私たちが寝ている間、成長ホルモンが分泌され、体の代謝を促すなどの働きをしています。睡眠時間と死亡率の関係を調べたところ、7時間睡眠の人の死亡率が最も低いという結果が出ています。それより長くても短くても死亡率は高くなります。

【漢字ドリル】

□に漢字を書きましょう。

[ ]にぴったり入り、正しく熟語を作ることができるピースを「い〜に」から選んで○をつけましょう。

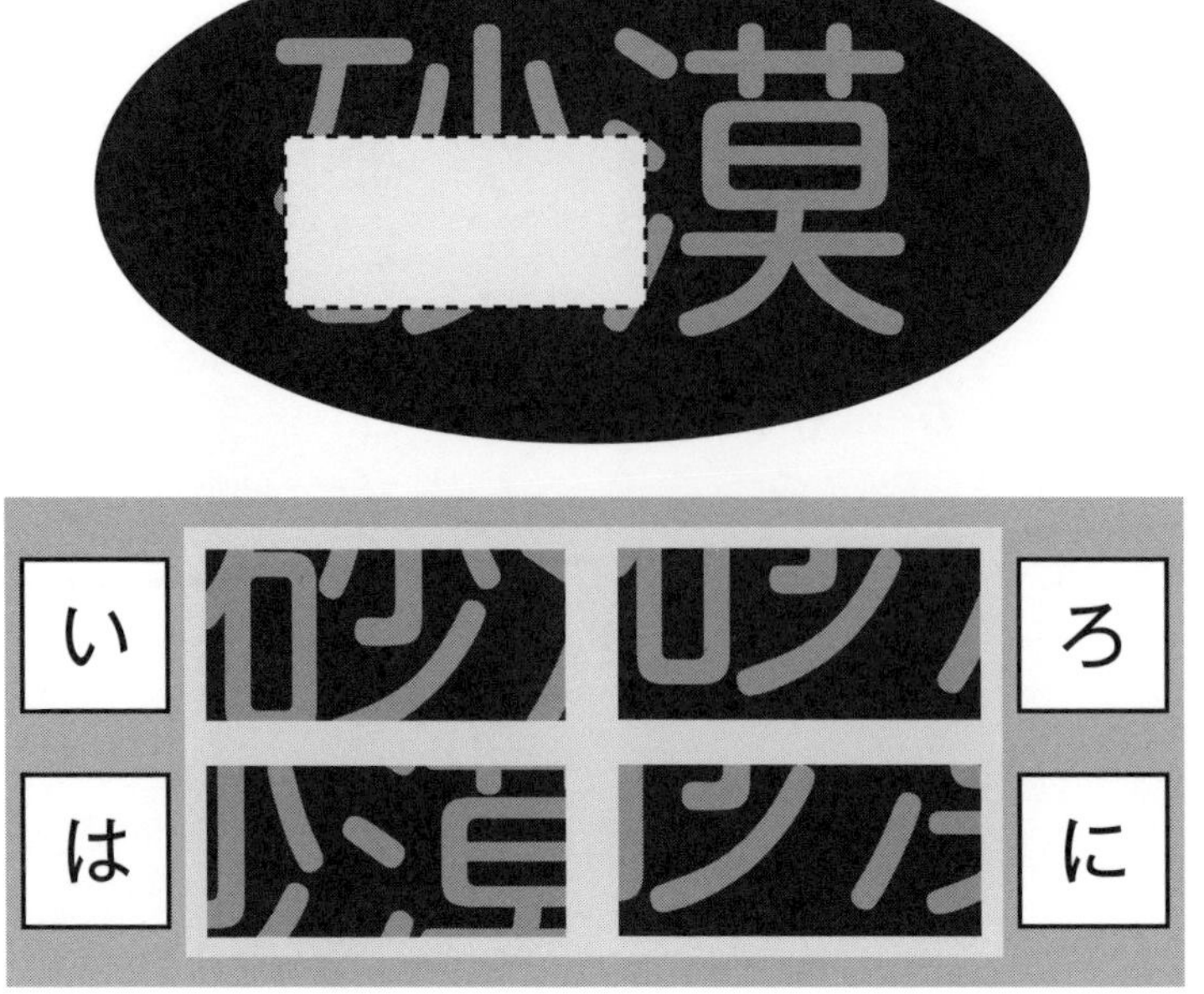

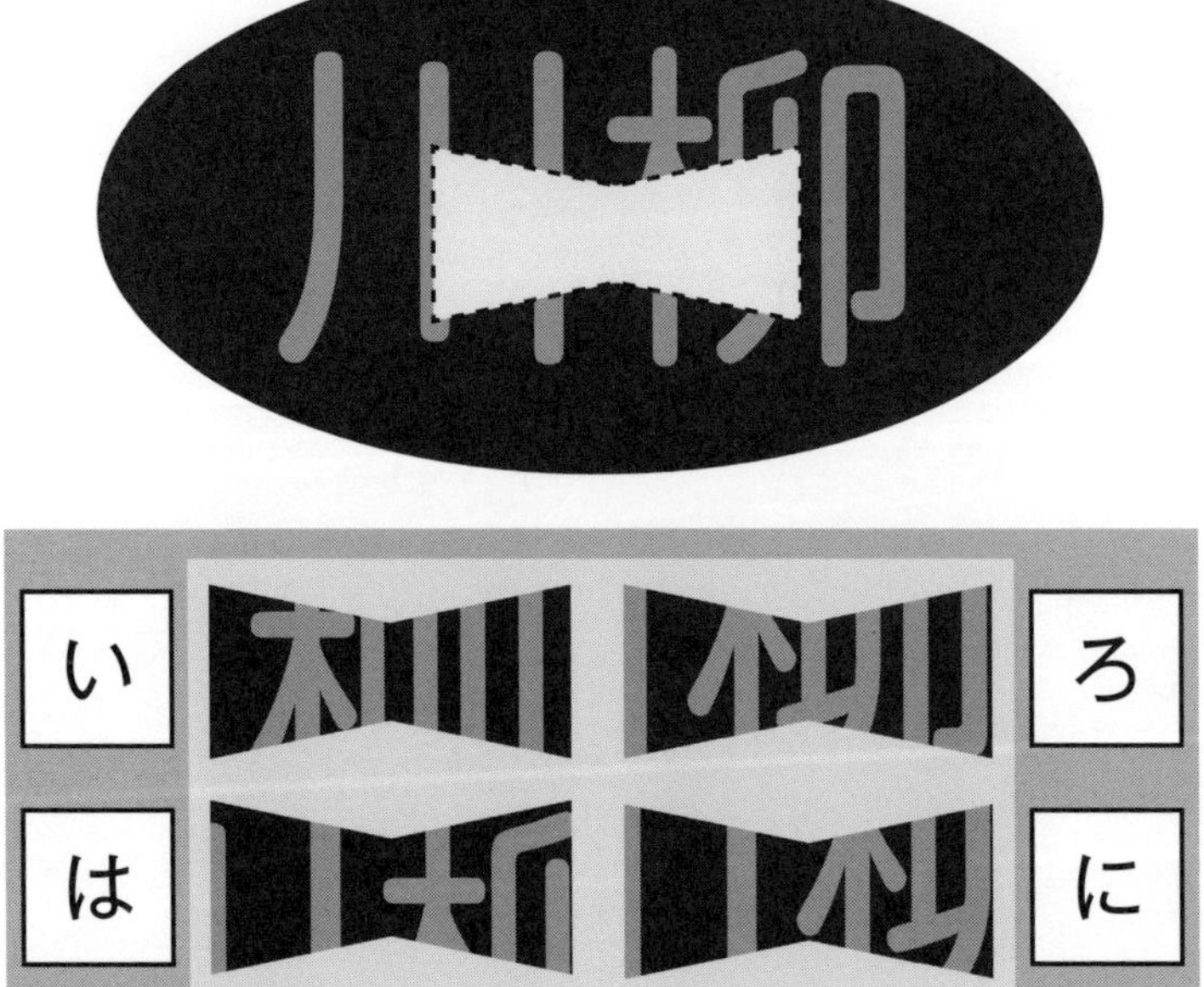

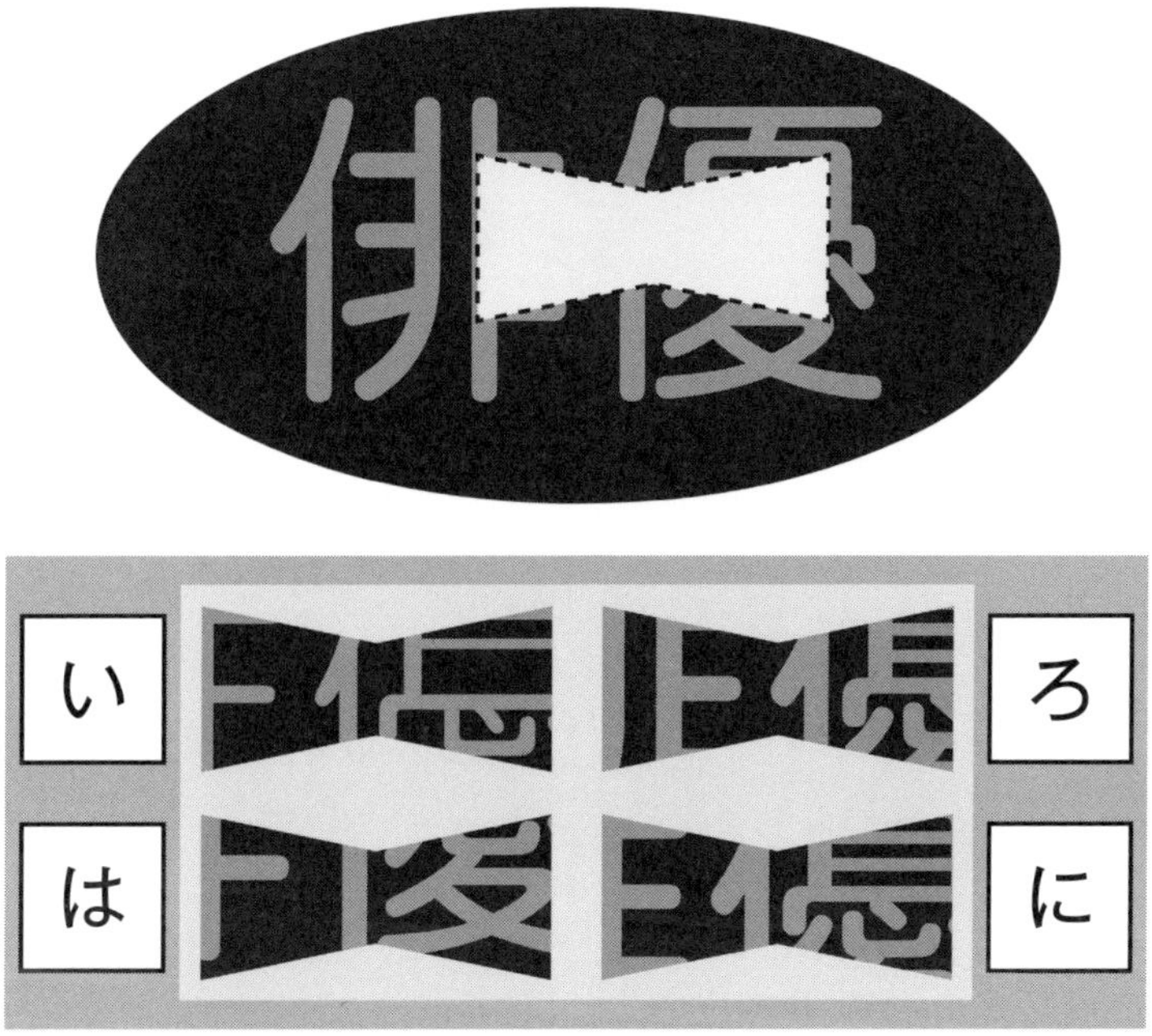

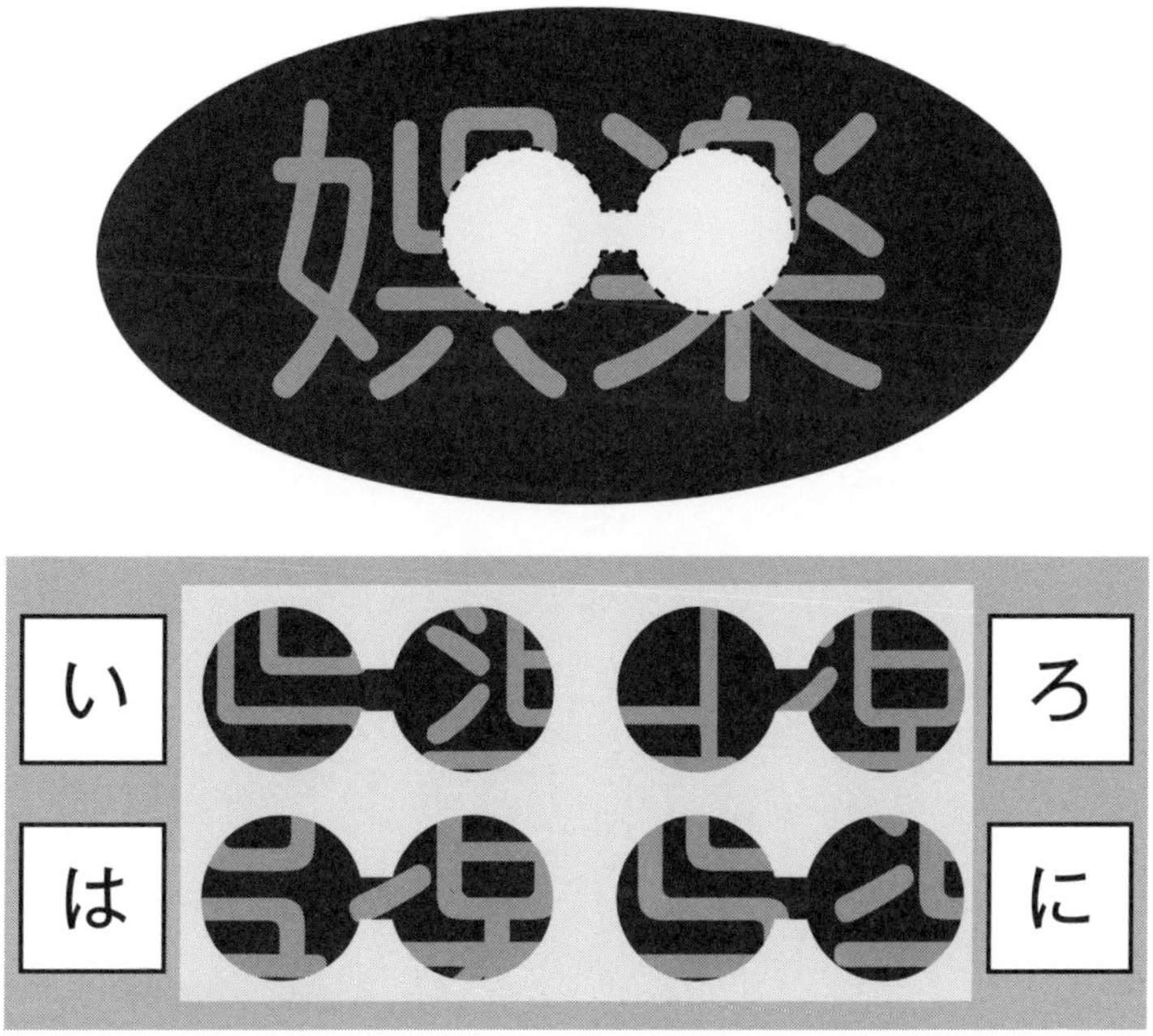

解答
い／に／に／は

36 貧《まず》しき人々《ひとびと》の群《むれ》

宮本 百合子

村《むら》の南北《なんぼく》に通《つう》じる往還《おうかん》に沿《そ》って、一軒《いっけん》の農家《のうか》がある。人《にん》間《げん》の住居《じゅうきょ》というよりも、むしろ何《なに》かの巣《す》といった方《ほう》が、よほど適当《てきとう》しているほど穢《きたな》い家《いえ》の中《なか》は、窓《まど》が少《すく》いので非常《ひじょう》に暗《くら》い。

三坪《さんつぼ》ほどの土間《どま》には、家中《いえじゅう》の雑具《ざつぐ》が散《ち》らかって、梁《はり》の上《うえ》の暑《あつ》そうな鳥屋《とや》では、産褥《さんじょく》にいる牝鶏《めんどり》のクククククと喉《のど》を鳴《な》らしているのが聞《きこ》える。

壁際《かべぎわ》に下《さが》っている鶏用《にわとりよう》の丸木枝《まるきえだ》の階子《はしご》の、糞《ふん》や抜《ぬ》け毛《げ》の白《しろ》く黄色《きいろ》く付《つ》いた段々《だんだん》には、痩《や》せた雄鶏《おんどり》がちょいと止《と》まっ

■作者について

宮本　百合子
（みやもと　ゆりこ）
1899年～1951年
小説家。東京出身。日本女子大中退。大学在学中、『貧しき人々の群』を発表して注目される。のち、日本プロレタリア作家同盟に参加。再三検挙されながら抵抗の小説・評論を書き続け、第二次大戦後も民主主義文学運動に活躍。51歳で死去。代表作『伸子』『播州平野』『道標』。

■作品について

17歳のときに書かれた出世作。明治時代の極貧の農民たちの生活を描き、人道主義の

作品として注目された。

て、天井《てんじょう》の牝鶏《めんどり》の番《ばん》をしている。
すべてのものが、むさ苦《くる》しく、臭《くさ》く貧《まず》しいうちに、三人《さんにん》の男《おとこ》の子《こ》が炉辺《ろへん》に集《つど》って、自分等《じぶんら》の食物《しょくもつ》が煮《に》えるのを、今《いま》か今《いま》かと、待《ま》ちくたびれている。
或《あ》る者《もの》は、頭《あたま》の下《した》に敷《し》いた一方《いっぽう》の手《て》を延《の》ばして、燃《も》えかけの枝《えだ》で、とろくなった火《ひ》を掻《か》きまわして、溜息《ためいき》を吐《は》く。或《あ》る者《もの》は、さも待遠《まちどお》そうに細《ほそ》い足《あし》をバタバタ動《うご》かしながら、まだ湯気《ゆげ》さえも上《あが》らない鍋《なべ》の中《なか》と、兄弟共《きょうだいども》の顔《かお》を、盗《ぬす》み視《み》ている。

底本：「宮本百合子全集　第一巻」新日本出版社

ボケないための日常生活のヒント

『バランスボールで身体を鍛えよう』

バランスボールに座ってバランスをとることで骨盤が安定し、姿勢がよくなります。また、ゆっくり体を動かすだけでも体の内側の筋肉が鍛えられます。日頃から筋肉を鍛えておくと転倒防止にもなりますし、活動的になって長寿につながります。

【漢字ドリル】

□に漢字を書きましょう。

①体力が□《おとろ》える。

②注意事項を□□《いろう》なく伝える。

③話を聞いて□□《しょうげき》を受けた。

④虫が□《むら》がる。

⑤一目散に□《か》ける。

⑥一〇〇年前に□□《そうぎょう》した

⑦会場から機材を□□《はんしゅつ》する。

⑧地震で道路が□□《かんぼつ》した。

⑨□□《さんぴ》が分かれそうだ。

⑩甘みが□□《じゃっかん》強い。

解答
①衰 ②遺漏 ③衝撃 ④群 ⑤駆
⑥創業 ⑦搬出 ⑧陥没 ⑨賛否 ⑩若干

【漢字ドリル】

四字熟語を完成させましょう。

① □□《むびょう》息災《そくさい》
（病気せず、健康であること）

② □□《こうがん》無恥《むち》
（厚かましく、恥知らずなさま）

③ 虚心□□《たんかい》
（心にわだかまりがなく、気持ちがさっぱりしていること）

④ □□《とうい》即妙《そくみょう》
（即座に、場にかなった機転を利かせること）

⑤ □□《ちしょう》謀大《ぼうだい》
（見識が浅いにもかかわらず、大きなことを企てること）

⑥ 変幻《へんげん》□□《じざい》
（思いのままに変化するさま）

⑦ □□《うんこう》雨施《うし》
（天下が太平であることのたとえ）

⑧ □□《しんき》一転《いってん》
（あることをきっかけに、すっかり気持ちを入れかえること）

⑨ 二束《にそく》□□《さんもん》
（もうけが出ないほどの安値で売ること）

⑩ 一件《いっけん》□□《らんちゃく》
（ある物事が決着、または解決すること）

解答
①無病 ②厚顔 ③坦懐 ④当意 ⑤知小
⑥自在 ⑦雲行 ⑧心機 ⑨三文 ⑩落着

37 春《はる》の潮《うしお》

伊藤 左千夫

隣《となり》の家《いえ》から嫁《よめ》の荷物《にもつ》が運《はこ》び返《かえ》されて三日目《みっかめ》だ。省作《しょうさく》は養《よう》子《し》にいった家《いえ》を出《で》てのっそり戻《もど》ってきた。婚礼《こんれい》をしてまだ三月《みつき》と十日《とおか》ばかりにしかならない。省作《しょうさく》も何《なん》となし気《き》が咎《とが》めてか、浮《う》かない顔《かお》をして、わが家《や》の門《もん》をくぐったのである。

家《いえ》の人《ひと》たちは山林《さんりん》の下刈《したが》りにいったとかで、母《はは》が一人《ひとり》大《おお》きな家《いえ》に留守居《るすい》していた。日《ひ》あたりのよい奥《おく》のえん側《がわ》に、居睡《いねむ》りもしないで一心《いっしん》にほぐしものをやっていられる。省《しょう》作《さく》は表口《おもてぐち》からは上《あ》がらないで、内庭《うちにわ》からすぐに母《はは》のいるえ

■作者について

伊藤 左千夫
（いとう さちお）
1864年～1913年
歌人、小説家。千葉県出身。正岡子規に師事し、師の没後は根岸派を継承。「馬酔木（あしび）」「アララギ」を主宰。門下に斎藤茂吉・島木赤彦などがいる。50歳で死去。著作に『左千夫歌集』、小説『野菊の墓』がある。

■作品について

短編集『野菊の墓』に収録。晩年に書かれた短編。

ん先《さき》へまわった。

「おッ母《か》さん、追《お》い出《だ》されてきました」

省作《しょうさく》は笑《わら》いながらそういって、えん側《がわ》へ上《あ》がる。母《はは》は手《て》の物《もの》を置《お》いて、眼鏡《めがね》越《ご》しに省作《しょうさく》の顔《かお》を視《み》つめながら、

「そらまあ……」

驚《おどろ》いた母《はは》はすぐにあとのことばが出《で》ぬらしい。省作《しょうさく》はかえって、母《はは》に逢《あ》ったら元気《げんき》づいた。これで見《み》ると、省作《しょうさく》も出《で》てくるまでには、いくばくの煩悶《はんもん》をしたらしい。

「おッ母《か》さん、着物《きもの》はどこです、わたしの着物《きもの》は」

底本：「野菊の墓」集英社文庫、集英社

ボケないための日常生活のヒント

『速く歩く、ゆっくり歩くを繰り返す』

歩くことは手軽でお金のかからない運動です。最初の15分はゆっくり歩いてウォーミングアップ、次の15分ではしっかり速く歩き心拍数を上げます。次の15分はゆっくりクールダウン。計45分、ただ歩くよりも体を鍛える効果があります。


【音読】

【漢字ドリル】

【なぞり書き／暗記書き】

【なぞり書き】

文章をなぞって書きましょう。

隣の家から嫁の荷物が運び返されて三日目だ。省作は養子にいった家を出てのっそり戻ってきた。婚礼をしてまだ三月と十日ばかりにしかならない。省作も何となし気が咎めてか、浮かない顔をして、わが家の門をくぐったのである。

【暗記書き】

右で書いた文章を覚えて書きましょう。

38 おじいさんのランプ

新美 南吉

今《いま》から五十年《ごじゅうねん》ぐらいまえ、ちょうど日露戦争《にちろせんそう》のじぶんのことである。岩滑新田《やなべしんでん》の村《むら》に巳之助《みのすけ》という十三《じゅうさん》の少年《しょうねん》がいた。

巳之助《みのすけ》は、父母《ふぼ》も兄弟《きょうだい》もなく、親戚《しんせき》のものとて一人《ひとり》もない、まったくのみなしごであった。そこで巳之助《みのすけ》は、よその家《いえ》の走《はし》り使《づか》いをしたり、女《おんな》の子《こ》のように子守《こもり》をしたり、米《こめ》を搗《つ》いてあげたり、そのほか、巳之助《みのすけ》のような少年《しょうねん》にできることなら何《なん》でもして、村《むら》に置《お》いてもらっていた。

けれども巳之助《みのすけ》は、こうして村《むら》の人々《ひとびと》の御世話《おせわ》で生《い》きて

■作者について

新美 南吉
（にいみ なんきち）
1913年〜1943年
児童文学者。愛知県出身。東京外語学校（現東京外大）卒。昭和6年から「赤い鳥」に童話・童謡を投稿し、「ごん狐」などが掲載される。女学校の教師などをしながら多くの童話を発表した。31歳で死去。童話集『おぢいさんのランプ』『花のき村と盗人たち』など。

■作品について

日露戦争時代にランプ屋で成功しその後時代遅れのランプ屋をすっぱりやめた、おじいさんの語りを孫の東一少年が

聞く。

ゆくことは、ほんとうをいえばいやであった。子守《こもり》をしたり、米《こめ》を搗《つ》いたりして一生《いっしょう》を送《おく》るとするなら、男《おとこ》とうまれた甲斐《かい》がないと、つねづね思《おも》っていた。

　男子《だんし》は身《み》を立《た》てねばならない。しかしどうして身《み》を立《た》てるか。巳之助《みのすけ》は毎日《まいにち》、ご飯《はん》を喰《た》べてゆくのがやっとのことであった。本一冊《ほんいっさつ》買《か》うお金《かね》もなかったし、またたといお金《かね》があって本《ほん》を買《か》ったとしても、読《よ》むひまがなかった。

　身《み》を立《た》てるのによいきっかけがないものかと、巳之助《みのすけ》はこころひそかに待《ま》っていた。

底本：「新美南吉童話集」岩波文庫、岩波書店

ボケないための日常生活のヒント

『坂道を歩こう』

坂道を上ったり下ったりすると、平地の2～3倍の運動強度になります。ゆるやかな坂道でも下半身が鍛えられるので、坂道を見つけたら積極的に上りましょう。ゆっくり10分から15分かけて上り下りを行うだけで、かなりの運動効果があります。

【漢字ドリル】

□に漢字を書きましょう。

① 古い慣行を□《ぼく》□《しゅ》する。

② 人に□《えい》□《きょう》をあたえる。

③ □《げん》□《かく》な審査を行う

④ □《せい》□《だい》な歓迎会。

⑤ 犯人は金を奪って□《ちく》□《でん》した。

⑥ 食事を□《せっ》□《しゅ》する。

⑦ □《すじ》□《がね》入りの職人。

⑧ 全国の□《も》□《さ》達が集まる。

⑨ □《ざん》□《てい》的に再開する。

⑩ 草原を馬が□《しっ》□《そう》する。

解答
① 墨守 ② 影響 ③ 厳格 ④ 盛大 ⑤ 逐電
⑥ 摂取 ⑦ 筋金 ⑧ 猛者 ⑨ 暫定 ⑩ 疾走

【漢字ドリル】

同じ読みで意味が異なる熟語を書きましょう。

① □□《さいきん》が増殖する。

□□《さいきん》の出来事。

② 世界平和を□□《きねん》する。

卒業□□《きねん》写真。

③ 製品の□□《きかく》を統一する。

パーティを□□《きかく》する。

④ 非常食を□□《けいたい》する。

就業□□《けいたい》が変化する。

⑤ 弓を□《い》る。

豆を□《い》る。

解答　①細菌・最近　②祈念・記念　③規格・企画　④携帯・形態　⑤射・炒

■ 監修者プロフィール

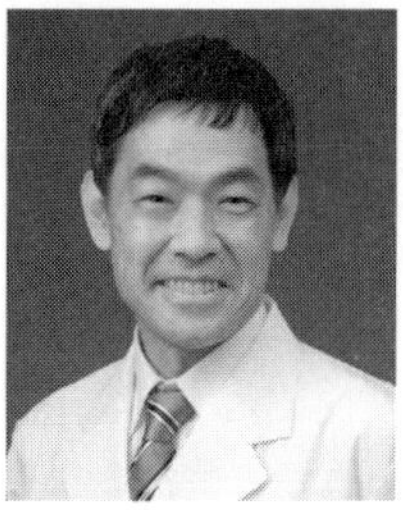

白澤卓二（しらさわたくじ）

白澤抗加齢医学研究所　所長　医学博士
お茶の水健康長寿クリニック　院長
1958年神奈川県生まれ。1982年千葉大学医学部卒業後、呼吸器内科に入局。
1990年同大学院医学研究科博士課程修了、医学博士。東京都老人総合研究所病理部門研究員、同神経生理部門室長、分子老化研究グループリーダー、老化ゲノムバイオマーカー研究チームリーダーを経て2007年より2015年まで順天堂大学大学院医学研究科　加齢制御医学講座　教授。
専門は寿命制御遺伝子の分子遺伝学、アルツハイマー病の分子生物学、アスリートの遺伝子研究。米国ミシガン大学医学部神経学客員教授、獨協医科大学医学部生理学（生体情報）講座　特任教授、日本ファンクショナルダイエット協会理事長、日本アンチエイジングフード協会理事長、アンチエイジングサイエンスCSO、ライフ・レングス®社（本社マドリッド）科学顧問。
著書は『100歳までボケない101の方法』『老いに克つ』『免疫力をアップする、塩麹のおかず』『100歳までボケない手指体操』『100歳までサビない生き方』『「砂糖」をやめれば10歳若返る！』『ココナッツオイルでボケずに健康！』『アルツハイマー病　真実と終焉』など250冊を超える。また、毎日新聞木曜夕刊、各企業誌などにアンチエイジングに関する記事を連載中。テレビ番組『世界一受けたい授業』『林修の今でしょ！講座』『バイキング』『この差って何ですか』などに出演、わかりやすい医学解説が好評を博している。
（ホームページ：http://www.shirasawa-acl.net/）

■ 編集・制作：有限会社イー・プランニング　■ 編集協力：石井栄子
■ デザイン・DTP：大野佳恵
■ 漢字パズル：北村良子（有限会社イーソフィア）

**Dr.白澤の100歳までボケない大人の音読
ひらめき脳ドリル
1日10分　音読・なぞり書き・漢字チャレンジ**

2018年5月20日　第1版・第1刷発行
2018年10月5日　第1版・第2刷発行

監修者　白澤卓二（しらさわたくじ）
発行者　メイツ出版株式会社
代表者　三渡 治
〒102-0093 東京都千代田区平河町一丁目1－8
TEL：03-5276-3050（編集・営業）
FAX：03-5276-3052（注文専用）
03-5276-3105
印　刷　三松堂株式会社

ご意見・ご感想はホームページから承っております
メイツ出版ホームページアドレス　http://www.mates-publishing.co.jp/

編集長：折居かおる　企画担当：折居かおる　制作担当：清岡香奈

※本書は2013年発行の『Dr.白澤の100歳までボケない　大人の音読脳ドリル　1日10分の名作音読＆漢字・なぞり書き』を元に加筆・修正を行っています。